Cas concrets infirmiers

Conseiller éditorial
Hervé Brizon

S'entraîner aux cas concrets en endocrinologie-diabétologie

Brigitte Maynaud-Charpentier

MASSON

Maquette intérieure : Favre & Lhaïk.

ISBN 2-294-00450-7

AVANT-PROPOS

Au terme de trois années de formation en soins infirmiers, l'étudiant(e) en IFSI se présente au diplôme d'État infirmier (DEI) afin de devenir professionnel(le) infirmier(e).

L'arrêté du 30 mars 1992[1] définit les conditions d'admission à ce diplôme : « est déclaré(e) reçu(e) au DEI, le(la) candidat(e) ayant obtenu, sans note éliminatoire, un total de 120 sur 240 points :

- aux deux épreuves de DEI :
  - épreuve écrite et anonyme sur 60 points ;
  - épreuve de mise en situation professionnelle ;
- au contrôle continu réalisé au cours de la 3e année sur 120 points ».

L'épreuve écrite s'organise ainsi :

- durée : 4 heures ;
- copie : anonyme ;
- deux sujets au choix (sur proposition des IFSI et choisis par le président du jury) proposant un ou plusieurs cas concrets et impliquant que le candidat maîtrise les connaissances relatives aux modules infirmiers ;
- une double correction : un surveillant participant à la formation des étudiant(e)s et un médecin participant à l'enseignement ;
- une notation sur 60 ;
- une note éliminatoire : inférieure à 21 sur 60.

Le sujet posé est constitué de deux grandes familles de questions :

- des questions de mémorisation-compréhension qui font appel au savoir acquis par l'étudiant(e) tout au long de ses études ;
- des questions d'analyse et de synthèse où il doit, à travers un cas concret, décrire tout ou partie d'une démarche de soins infirmiers.

L'étudiant(e) qui désire se préparer au mieux à l'épreuve écrite du DEI est confronté(e) à la grande diversité de présentations des cas concrets qui varient en fonction des IFSI et des rédacteurs.

C'est pourquoi, dans un esprit novateur et pratique, la collection des *Cas concrets infirmiers* dirigée par Hervé Brizon, cadre de santé, longtemps formateur en IFSI, propose un guide de réflexion et de rédaction afin de donner à l'étudiant(e) les moyens de s'adapter à l'examen, quel que soit le mode de présentation des épreuves. Ainsi l'étudiant(e) acquiert une vraie méthode de travail face aux cas concrets et dispose d'astuces pour repérer et déjouer les difficultés.

1. Arrêté du 30 mars 1992 relatif aux conditions de fonctionnement des IFSI.

Chaque ouvrage étant consacré à un seul module, l'étudiant(e) s'entraîne, révise et s'auto-évalue en fonction des modules qui lui posent problème pour le DEI ou sur lesquels il est évalué lors du contrôle continu.

Cet ouvrage *S'entraîner aux cas concrets en endocrinologie-diabétologie* traite le module « Soins infirmiers aux personnes atteintes d'affections endocriniennes », et contient :

- un **guide méthodologique adapté à l'endocrinologie-diabétologie** avec une présentation synthétique de la démarche de soins et les « bons réflexes » à avoir face aux questions de l'épreuve ;
- un **guide aide-mémoire** qui regroupe les connaissances incontournables en endocrinologie-diabétologie :
  - les principales pathologies de la discipline ;
  - les principales prises en charge thérapeutiques ;
  - les principaux examens ;
  - les diagnostics infirmiers prévalents associés ;
  - un répertoire des actions infirmières prévalentes ;
- des **cas concrets inédits** pour s'entraîner, allant du plus simple au plus compliqué, avec des corrigés s'appuyant sur la méthodologie proposée, qui permettent à l'étudiant(e) d'acquérir une méthode de résolution, de faire preuve d'astuce et de repérer les pièges à éviter ou les dangers pour le patient symbolisés par un panneau « danger » ⚠ ;
- des **annales** : pour se mettre en situation d'examen, des sujets proposés au DEI des années précédentes, avec leurs corrigés officiels complétés des « points clés » et « pièges ».

Nous remercions le docteur Patrick Lheureux, diabétologue,
pour sa relecture attentive de l'ensemble de l'ouvrage.

TABLE DES MATIÈRES

Guide aide-mémoire

Cas concrets en endocrinologie-diabétologie

Guide MÉTHODOLOGIQUE

DÉMARCHE DE SOINS INFIRMIERS

Le décret n° 93-345 du 15 mars 1993, relatif aux actes professionnels infirmiers, définit clairement les rôles infirmiers :

• un rôle prescrit de l'infirmière[2] qui s'articule autour des prescriptions médicales ;

• un rôle propre infirmier.

La démarche de soins infirmiers est concrétisée par la description et l'articulation cohérente de ces deux rôles afin de permettre la réalisation de soins de qualité et une prise en charge personnalisée.

Cette démarche se compose de cinq étapes :

• la constitution d'un recueil de données ;

• l'analyse et le classement des données obtenues : rôle prescrit et rôle propre infirmiers ;

• la proposition d'objectifs de soins ;

• la sélection des interventions infirmières ;

• l'évaluation des actions entreprises et, par conséquent, l'atteinte des objectifs de soins.

Étape 1 • Le recueil de données

Il permet de développer la connaissance de la personne prise en charge : données somatiques, sociales, environnementales, psychologiques, problèmes de santé, etc.

Le recueil de données centré sur le patient est construit autour d'un modèle fonctionnel. Deux modèles sont principalement utilisés : les modes fonctionnels de Marjory Gordon et les quatorze besoins fondamentaux de Virginia Henderson.

2. Lire partout « infirmier, infirmière ».

Étape 2 • L'analyse et le classement des données

L'analyse et l'interprétation des données permettent à l'infirmière de poser les problèmes de santé de la personne prise en charge, et de cibler ainsi avec précision les réponses qui sont attendues en fonction des besoins réels du patient.

DEUX TYPES DE PROBLÈMES SONT À DÉTERMINER

➤ **Les problèmes relevant du rôle prescrit** qui sont étroitement liés à la **pathologie**, à ses effets et aux **prescriptions médicales.**

Exemples

- Thyroïdectomie subtotale pour un goitre multinodulaire.
- Diabète insulino-dépendant révélé par un syndrome polyuro-polydipsique, une anorexie et un amaigrissement.

➤ **Les problèmes relevant du rôle propre infirmier** : l'infirmière est totalement **autonome** pour définir les objectifs et les actions de soins à mener. Ils sont identifiés par les diagnostics infirmiers[3].

Exemples de diagnostic infirmier

- Altération de la perception sensorielle visuelle chez un patient souffrant d'un diabète insulino-dépendant ayant entraîné une rétinopathie.

Les problèmes sont de deux ordres : problèmes réels et problèmes potentiels.

Étape 3 • La proposition d'objectifs de soins

➤ Les objectifs de soins infirmiers face aux problèmes traités en collaboration (rôle prescrit) découlent des prescriptions médicales et de leurs applications.

Exemple

- Problème identifié : acétonurie associée à une glycosurie positive chez un patient diabétique insulino-dépendant présentant une hyperglycémie importante.
- Objectif de soins : rétablir l'équilibre glycémique en corrigeant l'insuffisance de sécrétion d'insuline par la mise en œuvre d'un protocole insulinique prescrit par le médecin.

3. Pour la NANDA, la définition d'un diagnostic infirmier se formule ainsi : « Énoncé d'un jugement clinique sur les réactions aux problèmes de santé présents ou potentiels, aux processus de vie d'une personne, d'une famille, ou d'une collectivité. Il sert de base pour choisir les interventions de soins visant à l'atteinte des résultats dont l'infirmière est responsable. »

➤ Les objectifs de soins infirmiers liés aux problèmes traités par le rôle propre infirmier.

Exemple

– Diagnostic infirmier identifié : incapacité de s'adapter à un changement dans l'état de santé liée à un refus de la maladie se manifestant par un désintérêt net et véhément pour tout ce qui concerne la prise en charge des soins (gestes techniques, règles hygiéno-diététiques...).
– Objectifs de soins : l'adolescente devra exprimer librement son ressenti et son vécu (peurs, craintes, préoccupations, incompréhension...) de la maladie avec l'équipe de soins qui se montrera très attentive et à l'écoute.

Étape 4 • La sélection des interventions infirmières

➤ Les actions en lien avec le rôle prescrit infirmier découlent directement de la prescription médicale.

Exemple

Injection d'insuline en sous-cutané, surveillance de la glycémie capillaire, surveillance des effets secondaires liés aux traitements médicamenteux, administration des médicaments, etc.

➤ Pour le rôle propre infirmier, les actions choisies ne pourront pas, dans le contexte de l'examen du diplôme d'État, être décrites de façon exhaustive. Il s'agira de sélectionner les plus pertinentes.

Exemple

– Expliquer à un patient diabétique insulino-dépendant les précautions à prendre pour effectuer un lavage des pieds adapté (pédiluve).

Étape 5 • L'évaluation des actions entreprises

Toute action infirmière doit être évaluée. L'évaluation permet de mesurer l'atteinte des objectifs de soins fixés.

Les domaines de l'évaluation

- évaluation des effets thérapeutiques ;
- évaluation des effets indésirables ;
- évaluation de la conformité des actes (hygiène, asepsie, etc.) ;
- évaluation des gains d'indépendance du patient ;
- évaluation de la satisfaction du patient.

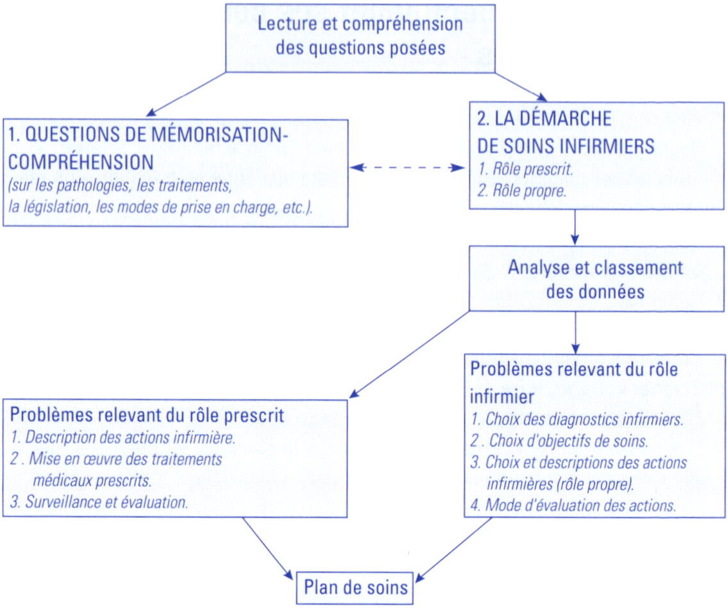

Schéma synthétique des étapes de la démarche de soins pour la rédaction d'un cas concret du DE

LES BONS RÉFLEXES

Les questions font appel aux savoirs de l'étudiant[6] et mettent en jeu sa capacité à les restituer. Toujours en lien avec le cas concret proposé, elles ont pour objectif d'évaluer ses connaissances sur :

- les pathologies,
- les traitements,
- les modes de prise en charge,
- le savoir psychosocial,
- le savoir réglementaire, etc.

Pour l'étudiant, cela signifie qu'il maîtrise les cours théoriques et pratiques reçus tout au long de sa scolarité.

Vous trouverez en page 15 un rappel des grandes notions à posséder dans le guide aide-mémoire des connaissances incontournables en endocrinologie-diabétologie.

Vous trouverez ci-dessous **la typologie des questions** qui peuvent être posées dans les cas concrets avec les « bons réflexes » pour y répondre. Ainsi, vous pourrez acquérir une méthode de travail qui vous permettra d'être à l'aise quel que soit le type de sujet.

6. Lire partout « étudiant, étudiante ».

1. Mobiliser et sélectionner ses connaissances : quelques conseils

– Relire plusieurs fois le texte avant de commencer à rédiger.
– Commencer toujours votre rédaction en établissant « au brouillon » un plan général de votre devoir.
– Être sûr d'avoir compris la question avant de répondre !
– Synthétiser vos éléments de réponse :
• schémas clairs ;
• phrases claires et précises.
– Préférer les tableaux (quand c'est possible) aux paragraphes trop chargés.
– Soigner votre écriture et votre orthographe.
– Être sûr que votre réponse correspond exactement à ce qui a été demandé.
– Être très attentif aux verbes employés dans la question. « Citer, lister, décrire, argumenter », font appel à des réponses de types différents. Bien le savoir, évite le hors sujet et la perte de temps. Si l'on vous demande de citer des éléments, il ne sert à rien de les justifier et de les commenter. Cela ne vous donnera pas de points en plus et vous fera perdre un temps précieux.
– Souvent les réponses sont trop détaillées et fournissent des éléments qui ne sont pas demandés dans la question. Cela nuit à la lecture de votre travail et vous fait perdre du temps.
– Respecter pour votre écrit l'ordre logique dans lequel ont été posées les questions.
– Un temps suffisant vous est laissé pour répondre, le répartir entre réflexion et rédaction. En général, consacrer un minimum de 20 minutes pour la lecture, 10 minutes pour établir votre plan au brouillon, le reste étant réservé à la rédaction.
– La rédaction terminée, garder du temps pour la relire et vérifier que vous n'avez rien oublié (15 minutes).
– Pour une question qui vous pose problème, savoir la mettre de côté pour y revenir plus tard, cela vous permettra de répondre aux autres questions sans perdre trop de temps.
– **Ne pas oublier qu'un soin ou une prise en charge comporte cinq dimensions. Votre réponse devra, si possible, aborder ces cinq aspects :**
• la dimension préventive du soin : penser aux actions préventives liées au soin, à la pathologie, etc.
• la dimension éducative du soin : penser aux actions éducatives associées à votre réponse ;
• la dimension de maintenance du soin : actions liées à l'entretien de la vie et du bien-être ;
• la dimension curative du soin : traitements, suivis, évaluation ;
• la dimension de réhabilitation du soin : maintien de l'autonomie et facilitation de la réinsertion de la personne présentant un handicap.

2. Je réponds à une question relative à la formulation des problèmes de santé : rôle prescrit et diagnostic infirmier

➤ **Je dois préciser si les problèmes sont réels ou potentiels :**

• le problème de santé est **réel** quand le texte du cas concret me fournit les données objectives de sa manifestation ;
• le problème de santé est **potentiel** quand j'anticipe les risques possibles en fonction de mon analyse des données.

Exemples

– Situation : patient diabétique insulino-dépendant qui assure seul ses injections d'insuline de façon épisodique et qui néglige ses soins d'hygiène et de propreté, porte toute la journée des bottes de caoutchouc et le soir des charentaises.
– Problème réel (rôle prescrit) : hyperglycémie importante.
– Cause du problème : diabète insulino-dépendant.
– Manifestations du problème : polyurie, polyphagie et polydipsie.
– Problème potentiel (rôle prescrit) : risque de déshydratation et d'acidose.
– Cause du problème : manque d'insuline dû au non-respect des heures d'injection de l'insuline par le patient qui accomplit seul ce soin.
– Diagnostic infirmier réel : **manque de connaissances** sur les modalités d'injection de l'insuline **lié à** un apprentissage non intégré **se manifestant par** une irrégularité de l'administration de son traitement par le patient qui réalise ses injections d'insuline à n'importe quel moment de la journée sans respect de la prescription médicale.
– Diagnostic infirmier potentiel : risque d'atteinte à l'intégrité de la peau au niveau des pieds **lié à** un manque d'hygiène corporelle et au port de chaussures inadaptées.

➤ **Je dois écrire un problème de santé relevant du rôle prescrit.**

Le problème que je sélectionne comporte :

• une cause que j'ai identifiée, issue du diagnostic médical ;
• des manifestations que j'ai relevées par la lecture du cas concret.

et au mode d'injection : effets secondaires, extravasation, infection du site, pansement, diurèse, etc.

Exemple - Réhydratation postopératoire suite à une thyroïdectomie subtotale

Administration de 1 500 mL de glucosé à 5 %, par 24 h, avec 3 g de KCl et 3 g de NaCl.
Répartition possible des perfusions : 500 mL avec 1 g de KCl et 1 g de NaCl, de 6 h à 14 h (en 8 h) et 1 000 mL avec 2 g de KCl et 2 g de NaCL, de 14 h à 6 h (en 16 h).
Calculs des débits :
Premier flacon : 500 mL de glucosé 5 % + 10 mL de KCl (soit 1 g) + 10 mL de NaCl (soit 1 g) = 520 mL de liquide au total.
Débit : 520 x 20/8 x 60 = 10 400/480 = 21,66 gouttes/min, soit 22 gouttes/min.
Deuxième flacon : 1 000 mL de glucosé 5 % + 20 mL de KCl (soit 2 g) + 20 mL de NaCl (soit 2 g) = 1 040 mL de liquide au total.
Débit : 1 040 x 20/16 x 60 = 20 800/960 = 21,66 gouttes / min, soit 22 gouttes/min.
Nous proposons 2 formules pour le calcul d'un débit :
- quantité à perfuser x 20 (1 mL = 20 gouttes)/heures x 60 = débit en gouttes/minute ;
- quantité à perfuser/3 x nombre d'heures (en décimal) = débit en gouttes/minutes.

5. Je réponds à une question relative à l'exécution d'un soin

➤ **Pour un soin infirmier, je décris et cite l'ensemble des étapes :**

- la préparation du matériel, du patient (installation, information), les précautions à prendre ;
- les modes de réalisation du soin : différentes étapes, confort, organisation, sécurité, économie, communication ;
- les surveillances des effets attendus du soin ;
- les surveillances des effets indésirables du soin ;
- l'éducation et l'information utiles données au patient et/ou à son entourage.

Exemple - Analyse d'urines à la recherche de la cétonurie et de la glycosurie à l'aide de bandelettes réactives

- Décrire le matériel nécessaire : bandelettes réactives et montre munie d'une trotteuse.
- Donner les informations utiles au patient : lui demander de recueillir des urines fraîchement émises dans un pot à urines.
- Décrire les étapes du soin : lavage des mains, tremper la bandelette réactive dans les urines, éliminer l'excès d'urine, attendre la durée prévue pour

la lecture, comparer la bandelette avec l'échelle colorimétrique, noter le résultat de l'analyse et le transmettre au médecin.

➤ Dans mes soins infirmiers, je n'oublie pas ceux qui sont liés au maintien de l'hygiène corporelle, du confort et aux surveillances des paramètres de base.

➤ Je n'associe jamais des actions relevant du rôle prescrit infirmier à la réalisation d'un diagnostic infirmier.

6. Je réponds à une question relative à des examens médicaux ou une prise en charge opératoire

➤ **Pour des examens diagnostiques, je cite :**

- la préparation du patient (si besoin) ;
- les informations que je fournis ;
- la surveillance des suites de l'examen ;
- l'utilité de l'examen (buts).

➤ **Pour une prise en charge opératoire, je cite :**

- la préparation préopératoire : psychologique, locale, prémédication, précautions, préparations de la chambre pour recevoir l'opéré, etc. ;
- les éléments de surveillance postopératoire : réveil, soins des pansements, médicaments administrés, différents paramètres, drains et sondes, prise en charge de la douleur, problèmes infectieux, mobilisation, élimination, aspect cutané, etc. ;
- les soins éducatifs.

Exemple - Cas opératoire : thyroïdectomie partielle

– Préparation cutanée : rasage de la gorge si besoin et désinfection cutanée selon protocole du service.
– Administration de la prémédication.
– Prévenir le patient de la gêne temporaire qui sera occasionnée au retour de l'opération : difficulté à la déglutition, pour parler, etc.
– Surveillance immédiate du retour : pansement compressif, douleur, voie veineuse, réveil, faire respecter l'absence de prise orale d'eau ou d'aliments.

7. Je réponds à une question de mémorisation-compréhension[8]

Aucune méthodologie ne pourra jamais se substituer à la connaissance du cours dont les grandes lignes sont rappelées dans le guide aide-mémoire, page 15. Néanmoins, il faut avoir à l'esprit que :

➤ **Si la question porte sur une pathologie, je cite :**

- les mécanismes physiopathologiques ;
- les principales manifestations de la pathologie, son étiologie et ses évolutions possibles ;
- les principaux modes de traitements et leurs risques ;
- les principaux examens associés ;
- les retentissements sociaux et psychologiques de la pathologie.

➤ **Si la question porte sur un traitement ou un examen,** voir le point 4 et le point 6, pages 8 et 10.

8. Je réponds à une question relative à l'évaluation des actions infirmières

➤ **L'évaluation que je propose est complète :** évaluation des résultats, des effets indésirables, des gains ou pertes du patient et de sa participation.

Exemple

– Situation : mise en œuvre d'un traitement par insulinothérapie pour un patient insulino-dépendant qui sera amené par la suite à réaliser seul ses injections d'insuline.

– Actions infirmières : 1. éducation et information du patient sur l'insuline, ses effets, les modalités de son administration et de sa surveillance ; 2. réalisation technique des injections d'insuline en sous-cutané selon le protocole en vigueur (préparation, rangement, nettoyage, transmissions) en montrant et en expliquant les différentes étapes au patient.

Éléments d'évaluation pour 1. : le patient peut expliquer ce qu'est l'insuline, à quoi elle sert, comment elle est administrée, il peut citer ses différentes formes de présentation et les effets à surveiller.

8. Ces questions font appel à l'ensemble des savoirs théoriques et pratiques acquis par l'étudiant pendant sa scolarité.

9. Je réponds à une question relative à la rédaction d'un plan de soins

Le plan de soins, s'il est demandé, doit être une synthèse pertinente du travail écrit fourni par l'étudiant lors de l'épreuve.

Il est l'expression du projet de soins et donc de la démarche de soins infirmiers.

➤ Le plan de soins est **lisible**, donc sélectif et pertinent.

➤ Le plan de soins **intègre la planification et l'organisation des soins.**

➤ Le plan de soins est la **synthèse des problèmes de santé du patient, des objectifs à atteindre pour les résoudre, des actions infirmières prévues en regard de ces objectifs et des modes d'évaluation de l'atteinte des résultats.**

Exemple 1 – Présentation pour un plan de soins/orientation et planification des soins.

Nom et prénom du patient Date du plan de soins	Rappel des objectifs principaux de prise en charge : – Objectifs relatifs au rôle prescrit – Intitulé du ou des diagnostics infirmiers majeurs	
Horaires	**Soins**	**Réalisés par**
7 h	Contrôle de la glycémie capillaire.	IDE
7 h 15	Injection d'insuline *Actrapid* : 18 UI en sous-cutané.	IDE
7 h 45	Distribution du petit déjeuner « régime diabétique ».	AS
8 h 45	Prise des constantes : pouls, TA, température.	IDE ou EI 1re année
9 h 15	Aide à la toilette.	AS et EI 1re année
9 h 45	Pansement au talon du pied droit : protocole *Bétadine*.	IDE et EI 2e année
10 h	Collation : 1 yaourt nature sans sucre et 1 pomme.	AS
12 h	Contrôle de la glycémie capillaire.	IDE ou EI 2e année
12 h 15	Injection d'insuline *Actrapid* : 18 UI en sous-cutané.	IDE ou EI 2e année
12 h 45	Distribution du déjeuner « régime diabétique ».	AS et EI 2e année
14 h	Éducation sur le régime diététique du diabétique.	IDE et EI 2e année
16 h	Collation : 2 biscottes sans sucre et 1 morceau de fromage.	AS
17 h	Prise des constantes : pouls, TA, température.	IDE ou EI 1re année
17 h 30	Aide à la mobilisation : marche accompagnée dans le couloir.	AS et EI 1re année
19 h	Contrôle de la glycémie capillaire.	IDE ou EI 2e année
19 h 15	Injection d'insuline *Mixtard 20* : 25 UI en sous-cutané.	IDE ou EI 2e année
19 h 45	Distribution du dîner « régime diabétique ».	AS
20 h		
21h	Etc.	

Exemple 2 – Présentation pour un plan de soins/projet de soins.

Nom et prénom du patient Date du plan de soins		
Problèmes réels : rôle prescrit	**Actions infirmières**	**Évaluation des résultats**
Hyperglycémie.	Mesure de la glycémie capillaire.	Noter le taux de la glycémie sur le carnet de surveillance et comparer ce taux aux précédents, alerter le médecin si besoin.
	Injection d'insuline en sous-cutané selon le protocole.	Noter le nombre d'injection, la quantité et la qualité du produit injecté et les observations IDE.
	Régime « diabétique ».	Surveiller les prises alimentaires et les noter (quantité et qualité).
Risque de déshydratation et d'acidose.	Analyse des urines : acétonurie et glycosurie.	Noter le résultat et le transmettre au médecin.
	Surveiller l'apparition des signes de déshydratation : digestifs (nausées, vomissements), respiratoires (polypnée), nerveux (somnolence, obnubilation), aspect de la peau, pli cutané.	Noter et transmettre les signes observés.
Diagnostics infirmiers réels	**Objectifs de soin**	**Soins infirmiers et évaluation**
Manque de connaissances sur les modalités d'injection de l'insuline lié à un apprentissage inadapté se manifestant par la réalisation par le patient de ses injections d'insuline à n'importe quel moment de la journée en fonction de ses activités et sans tenir compte de la prescription médicale.	Le patient devra être capable de réaliser, seul, ses injections d'insuline conformément à la prescription médicale en respectant le protocole technique d'ici 10 jours.	Expliquer au patient la nécessité de réaliser les injections aux heures prescrites par le médecin et de respecter les délais entre le moment de l'injection et celui de la prise du repas. L'aider au début en lui rappelant les heures et en l'assistant pendant la réalisation des injections. Noter les progrès réalisés et encourager le patient

···›

Diagnostics infirmiers potentiels	Objectifs de soin	Soins infirmiers et évaluation
Risque d'atteinte à l'intégrité de la peau au niveau des pieds.	Le patient gardera une peau saine et apprendra à prendre soin de ses pieds pendant son hospitalisation.	Expliquer l'intérêt de conserver une bonne hygiène des pieds pour un diabétique. Apprendre au patient à laver et à entretenir ses pieds (pédiluve, contrôle et surveillance, port de chaussures adaptées...). Noter les progrès réalisés et encourager le patient.

Conclusion

En fonction des questions posées lors de l'épreuve du diplôme d'État, je réalise le développement du cas concret en respectant les étapes suivantes :

Définition des problèmes de santé :
problèmes relevant du rôle prescrit et diagnostics infirmiers.

↓

Définition des objectifs de soins (rôle prescrit et propre).

↓

Description des actions de soins choisies pour atteindre les objectifs.

↓

Description des modes d'évaluation des actions décrites.

Guide AIDE-MÉMOIRE

LES PRINCIPALES PATHOLOGIES EN DIABÉTOLOGIE,

leurs physiopathologies et les diagnostics prévalents associés

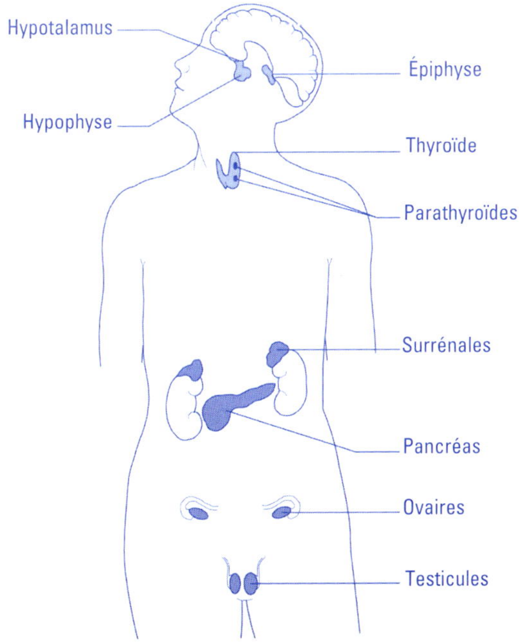

Rappel anatomique : Les glandes endocrines du corps humain.

Le diabète sucré est une maladie chronique, non curable actuellement, qui se définit comme une élévation chronique de la glycémie consécutive soit à une insuffisance de sécrétion isolée, soit à une insuffisance relative de sécrétion associée à une résistance à l'action d'une hormone pancréatique, l'insuline.

Une carence insulinique profonde entraîne une hyperglycémie majeure, une déshydratation et une acidocétose qui conduisent rapidement à la mort. Si l'élévation de la glycémie est moins importante, mais si elle persiste pendant de longues années, elle est responsable de multiples complications touchant plus particulièrement les yeux, les reins, les nerfs et le système cardio-vasculaire. La gravité de la maladie est due à ses complications métaboliques aiguës ou chroniques.

Selon le degré de la perturbation glycémique, on distingue plusieurs types de diabète sucré :

- le diabète de type 1 (dit insulino-dépendant ou diabète « maigre » : DID) ;
- le diabète de type 2 (dit non insulino-dépendant ou diabète « gras » : DNID) ;
- le diabète insulino-requérant : DIR, ou diabète insulino-nécessitant : DIN.

Les différents types de diabète ont en commun une hyperglycémie et des signes révélateurs :

Des signes cliniques :

- syndrome des 3 « P » :
  - polyurie (émission d'une quantité excessive d'urines) ;
  - polydipsie (augmentation excessive de la sensation de soif) ;
  - polyphagie (besoin excessif de manger, sans sensation de satiété) ;
- modification du poids :
  - amaigrissement chez les DID ;
  - prise de poids progressive chez les DNID ;
- asthénie.

Des signes biologiques :

- dans le sang :
  - hyperglycémie comprise entre 2 et 4 g/L (11 à 22 mmol/L) ;
  - hémoglobine glycosylée ou glyquée (HbA1c) atteignant 10 % et plus ;
  - cétose (selon la gravité) ;
- dans les urines :
  - glycosurie positive > à 15 g/L ;
  - plus ou moins : une acétonurie positive (selon la gravité).

Le diabète de type 1 ou diabète insulino-dépendant (DID)

Physiopathologie

Le diabète de type 1 résulte d'une maladie auto-immune qui provoque la disparition partielle ou totale de l'insuline. Cela est dû à la destruction sélective des cellules insulino-sécrétrices (cellules bêta des îlots de Langerhans du pancréas). C'est une maladie auto-immune : l'organisme produit des anticorps dirigés contre son propre pancréas et entraîne la destruction des cellules insulino-sécrétrices (cellules bêta) des îlots de Langerhans. Que le manque soit total ou partiel, on parle de carence insulinique. L'insuline est indispensable pour faire passer le glucose du sang dans les cellules, le foie, les muscles et le tissu adipeux. Si elle fait défaut,le glucose ne pouvant pénétrer dans les cellules va s'accumuler dans le sang et provoquer une hyperglycémie.

Étiologie

Le facteur déclenchant peut être lié à une prédisposition génétique (système HLA, chromosome 6) qui sous l'effet d'une agression : infection virale ou bactérienne (oreillons, hépatite virale, etc.), et favorisé par un traumatisme physique ou psychique, un facteur nutritionnel (protéines du lait, nitrosamines,...), une maladie (pancréatite...), un traitement médicamenteux (cortisone, diurétiques...), un stress, déclencherait la réaction auto-immune de destruction des cellules bêta des îlots de Langerhans (l'insulite).

Le diabète de type 2 ou diabète non insulino-dépendant (DNID)

Physiopathologie

On observe trois types de mécanismes :

Insulinopénie

Le pancréas ne fabrique pas assez d'insuline : il en fabrique suffisamment pour permettre la survie de l'individu mais pas assez pour réguler le taux de glycémie.

Insulino-résistance

L'insulino-sécrétion est normale au départ, le pancréas fabrique bien de l'insuline mais elle est inefficace en raison d'une insulino-résistance périphérique au niveau des cellules hépatiques, musculaires et adipeuses. Le glucose mal capté par les tissus périphériques, et la glycogénolyse s'accélérant au niveau du foie vont entraîner une augmentation du taux de glucose dans le sang et donc une hyperglycémie. L'hyperglycémie chronique ainsi développée va altérer le fonctionnement des cellules bêta et donc l'insulino-sécrétion (concept de glucotoxicité). À la longue, cela va provoquer une baisse de la sécrétion telle que le patient va devenir insulino-nécessitant (ou insulino-requérant) car son pancréas va s'épuiser et ne pourra plus sécréter d'insuline.

Glucotoxicité

L'hyperglycémie possède elle-même une forte toxicité vis-à-vis de la cellule bêta.

ÉTIOLOGIE

Il existe des facteurs génétiques héréditaires. Certains diabètes de type 2 sont liés à des anomalies comme un déficit en certaines enzymes. L'obésité favorise l'apparition du diabète parce qu'elle augmente l'insulino-résistance.

TRAITEMENT

Il repose essentiellement sur l'observation de règles hygiéno-diététiques.

Une activité physique adaptée régulière et suffisante va aider à la perte de poids, permettre une meilleure utilisation du glucose par les cellules et aider à normaliser la glycémie.

Un équilibre hygiéno-diététique, qui passe par un régime alimentaire équilibré et adapté aux besoins de l'individu, peut parfois suffire seul à normaliser la glycémie. Il va aider le patient à éliminer son surpoids.

Si ces deux mesures ne suffisent pas, le médecin prescrira un traitement médical ayant la propriété de diminuer le taux de glucose dans le sang. Il s'agit d'hypoglycémiants oraux (sulfamides, biguanides, inhibiteurs de l'alpha glucosidase…).

Le diabète insulino-requérant ou insulino-nécessitant (DIN ou DIR)

Il s'agit d'un patient diabétique de type 2 qui n'est pas équilibré par le seul traitement oral et qui nécessite des injections d'insuline. Il sera pris en charge comme un diabète de type 1.

Démarche éducative auprès du patient diabétique

Le patient diabétique doit pouvoir bénéficier d'une éducation, d'un apprentissage et d'une information spécifique et personnalisée afin de lui permettre de bien connaître sa maladie et les règles hygiéno-diététiques, de prévenir les complications éventuelles et de prendre en charge les traitements qui en découlent.

La démarche éducative doit permettre au patient de gérer sa maladie, pour cela il doit être correctement informé :

• des **différentes techniques** qu'il devra utiliser : adaptation du traitement, auto-contrôle glycémique et urinaire, administration du traitement (insulinothérapie ou hypoglycémiants oraux) ;
• des **règles hygiéno-diététiques** qu'il devra suivre sa vie durant : régime alimentaire, hygiène corporelle, hygiène dentaire, hygiène des pieds, exercice physique adapté et régulier ;
• des **signes d'alarme** indiquant la survenue d'une éventuelle **complication** : reconnaître et traiter une hypoglycémie, une acidocétose ;
• de la nécessité de **consulter régulièrement** les soignants (médecins généralistes, spécialistes, dentiste, podologue, diététicienne).

Les complications aiguës du diabète

Hypoglycémie

C'est l'accident le plus fréquent : la glycémie est trop basse, inférieure à 0,60 g/L (3,3 mmol/L). Il peut être lié :

• à un surdosage en insuline : erreur de posologie, administration d'insuline sans prise alimentaire, exercice physique trop intense, injection d'insuline dans une zone soumise à une activité physique intense ;
• à la prise de médicaments hypoglycémiants : surdosage, insuffisance rénale, potentialisation médicamenteuse ;
• à l'absorption d'alcool en excès et à jeûn.

Signes cliniques observables :

- signes dus à l'insuffisance en glucose au niveau du cerveau :
  - modifications du comportement : agressivité ou apathie ;
  - troubles du comportement : incohérences, pulsions diverses, sensation d'ébriété ;
  - signes sensoriels : troubles visuels, paresthésies au niveau des lèvres, troubles du langage ;
- signes adrénergiques : sueurs, pâleur, palpitations, tremblements, jambes qui se dérobent, faim intense, somnolence…

Actions et surveillance infirmière :

- face à un malaise **sans perte de connaissance :**
  - reconnaître les signes ;
  - mettre le patient au repos et contrôler rapidement la glycémie capillaire ;
  - lui administrer du sucre (sucre rapide) par voie orale, l'équivalent de 10 à 20 g, soit 3 à 4 morceaux de sucre ; ou 3 cuillères à soupe de jus de fruit concentré, ou 5 cuillères à café de confiture ou 3 de miel. Le malaise doit disparaître en quelques minutes ; sinon, 10 minutes après, redonner du sucre et dès que le patient va mieux :
  - lui faire prendre une collation mixte (apportant des glucides lents, des lipides et des protéines) : un morceau de pain (30 à 40 g environ) avec 15 g de fromage ou 3 biscuits secs ou 3 biscottes ;
  - surveiller la glycémie environ une heure après la collation ;
  - rechercher la ou les causes du malaise, informer le médecin et noter les observations sur le carnet du patient et sur son dossier ;
- face à un **patient inconscient** qui ne peut avaler :
  - ne rien donner par la bouche ;
  - faire une injection de glucagon : 1 mg par voie IM (sauf si la cause est un excès d'alcool ou l'absorption de sulfamides hypoglycémiants) ; le malaise doit disparaître en quelques minutes ; dès que le patient va mieux ;
  - lui faire absorber l'équivalent de 10 à 20 g de sucre puis une collation mixte comme dans le premier cas ; si le glucagon n'agit pas au bout de 10 minutes ;
  - faire une glycémie capillaire et appeler le médecin qui prescrira la pose d'une voie veineuse, une injection IV de 2 ampoules de 20 mL de glucosé à 30 % puis une perfusion de glucosé à 10 %. Le patient sera alimenté dès son réveil.

Acidocétose diabétique

C'est le stade extrême d'une déficience en insuline qui perturbe le métabolisme général en entraînant une altération de la balance hydro-électrolytique et de l'équilibre acido-basique. Cela se traduit par une hyperglycémie, une baisse du pH sanguin, la présence de corps cétoniques dans les urines et une glycosurie positive. Elle conduit progressivement le patient au coma acidocétosique : perte progressive de conscience associée à une baisse du pH au-dessous de 7,20 (acidose) et à l'augmentation des taux de corps cétoniques (cétose) dans le sang puis dans les urines.

L'absence d'insuline empêche la pénétration cellulaire du glucose ; elle entraîne une hyperglycémie qui provoque un appel d'eau depuis les cellules vers les vaisseaux et entraîne une diurèse osmotique provoquant ainsi une déshydratation. Elle déclenche également une lipolyse entraînant une cétose (le catabolisme des lipides produit des acides et de l'acétone) et une acidose métabolique.

Signes cliniques observables dans la phase de début (cétose sans acidose) :

- polydipsie et polyurie entraînant une perte d'eau, de sodium et de potassium ;
- céphalées, anorexie, asthénie ;
- signes digestifs : nausées, vomissements, douleurs abdominales ;
- signes respiratoires : polypnée sans cause apparente ;
- signes biologiques : hyperglycémie, acétonurie, glycosurie positive ;
- déshydratation aggravée par les vomissements et la respiration de Küssmaul ;
- signes nerveux : somnolence, obnubilation ;

Les complications chroniques du diabète

Microangiopathie

C'est la complication la plus fréquente, elle est pathognomonique du diabète.

Rétinopathie

Elle apparaît, en moyenne, après une dizaine d'années d'évolution du diabète. Elle fait suite la plupart du temps à un diabète mal équilibré. C'est la principale complication (première cause de cécité dans les pays développés). L'atteinte microvasculaire se caractérise par :

- des microanévrismes ;
- des microhémorragies liées à la fragilité vasculaires ;
- des exsudats dus au dépôt de substances lipidiques sur la rétine ;
- des œdèmes.

Signes cliniques observables :

- baisse de l'acuité visuelle ;
- perceptions visuelles anormales de brouillard ou de fumées, de tâches rouges dans le champ visuel (hémorragies) ;
- douleurs oculaires (glaucome).

Néphropathie

Elle est liée à l'hyperglycémie et à l'ancienneté du diabète. Les altérations du fonctionnement rénal sont en rapport avec le développement progressif de la microangiopathie diabétique. L'atteinte primitive touche le glomérule.

Signes cliniques observables :

- phase de début sans traduction clinique ;
- phase d'état : microalbuminurie permanente ;
- phase tardive : élévation de la créatinine et détérioration des fonctions rénales avec une insuffisance rénale.

Macroangiopathie

Elle est due à des dépôts lipidiques, à des lésions athéroscléreuses compliquées de sténoses et d'oblitérations vasculaires associées à une calcification des artères ; elle provoque essentiellement de l'hypertension artérielle, des coronarites et des artérites des membres inférieurs.

Neuropathie

Il y a plusieurs types de neuropathies, dont les polynévrites et les pathologies du pied diabétique. Les problèmes les plus fréquents sont ceux du pied diabétique, qui est la principale cause d'infirmité. Les lésions des pieds sont dues à trois facteurs :

- diminution de la vascularisation (micro- ou macroangiopathie) ;
- lésions neurologiques (diminution de la sensibilité, hypotonie musculo-aponévrotique, déminéralisation des os du pied) ;
- défaut de soins et d'hygiène (traumatismes mineurs, brûlures, éraflures...).

Mal perforant plantaire

Signes cliniques observables :

- signes de lésions initiales :
  - peau très sèche, fréquemment hyperkératosique, surtout au niveau du talon et des zones d'appui ;
  - fissures, souvent à la face plantaire ou au bord du talon, douloureuses et suintantes (1er stade de l'ulcère ischémique) ;
  - ampoules surtout au niveau des points d'appui ;
- signes de mal perforant plantaire :
  - rougeur des orteils encore circonscrite ;
  - ulcération indolore, chronique, creusante, préférentiellement aux points de pression (tête du 1er, du 4e ou du 5e métatarsien) ;
  - pied bien coloré, chaud, artères bien perçues.

LES PRINCIPALES PATHOLOGIES EN ENDOCRINOLOGIE,

leurs physiopathologies et les diagnostics prévalents associés

Le système endocrinien assure, en coordination avec le système nerveux, la transmission d'informations entre les différents tissus afin de permettre l'adaptation de l'organisme aux situations qui lui sont imposées. Il assure la vie immédiate en maintenant la constance du milieu intérieur, permet l'adaptation en fonction des variations du milieu extérieur, et contrôle la vie en permettant la croissance et la reproduction.

L'hypophyse

ANTÉHYPOPHYSE

Elle fabrique des hormones directement actives (GH et prolactine) et sécrète des stimulines qui agissent sur d'autres glandes (thyroïde, gonades, surrénales).

Hyperprolactinémie

C'est une anomalie hypothalamo-hypophysaire observée le plus souvent chez la femme, qui est à l'origine d'un syndrome d'aménorrhée-galactorrhée et d'infertilité. Elle peut être d'origine médicamenteuse ou tumorale (adénomes hypophysaires).

Signes cliniques observables chez la femme :

- aménorrhée précoce et constante, parfois précédée d'une période de spanioménorrhée ;
- galactorrhée qui entraîne un écoulement mammaire intermittent ou retrouvé à la pression de la glande, multipore lactescent (écoulement uni ou bilatéral) ;
- stérilité par anovulation ou dysovulation.

Signes cliniques observables chez l'homme :

- impuissance précoce et continue ;
- gynécomastie avec galactorrhée.

POSTHYPOPHYSE

Son rôle est de permettre à l'organisme d'économiser l'eau en fonctionnement de base et en cas de besoin (sudation excessive, privation d'eau) en augmentant la sécrétion de l'hormone antidiurétique (ADH) dont les effets s'exercent sur les reins où elle agit sur la réabsorption facultative de l'eau. À l'inverse, elle freine sa sécrétion lorsque l'organisme doit éliminer l'eau. Une insuffisance en ADH définit le diabète insipide et un excès constitue le syndrome de Schwartz-Bartter.

Diabète insipide

Il résulte de l'impossibilité de réabsorber l'eau au niveau rénal à cause d'une carence relative ou absolue en hormone antidiurétique.

Signes cliniques observables :

- polyurie importante et permanente de 6 à 10 L par 24 h. Les urines sont pâles comme de l'eau et peu concentrées ;
- polydipsie : soif impérieuse, insatiable, ininterrompue, diurne et nocturne.

La thyroïde

La glande thyroïde sécrète différentes hormones (triiodothyronine ou T3, thyroxine ou T4), fabriquées à partir de l'iode minéral trouvé dans l'alimentation et les eaux de boisson (besoins journaliers = 150 à 200 g), qui agissent sur les tissus et les métabolismes en provoquant une accélération de la vitesse des réactions.

Les principales pathologies sont fonctionnelles (hyperproduction ou hypoproduction), ou morphologiques (goitre) ou les deux.

HYPERTHYROÏDIE

Le syndrome de thyrotoxicose est lié à l'hyperproduction d'hormones thyroïdiennes. Les pathologies sont : la maladie de Basedow, l'adénome toxique, la thyroïdite en phase aiguë…

Maladie de Basedow

C'est une maladie auto-immune avec facteur HLA prédisposant. L'hypersécrétion des hormones est en rapport avec une stimulation permanente par les complexes immunitaires (AC antirécepteurs à TSH) qui prennent la place de la TSH hypophysaire sur les récepteurs spécifiques.

Signes cliniques observables :

- signes d'hypermétabolisme :
  – asthénie ;

– amaigrissement global (graisse et muscles) rapide de plusieurs kilos en quelques semaines malgré une conservation de l'appétit ;
– thermophobie, transpiration excessive, soif, polyphagie ;
- signes oculaires : exophtalmie bilatérale et symétrique qui s'accompagne d'une rétractation de la paupière supérieure et d'une asynergie oculo-palpébrale (signe de De Graaf) ;
- signes digestifs :
  – diarrhée, accélération du transit ;
- signes nerveux et musculaires :
  – instabilité de l'humeur, nervosité ;
  – tremblement fin, permanent et involontaire des extrémités ;
- signes cardiaques :
  – tachycardie permanente accompagnée de palpitations, dyspnée ;
- goitre diffus, homogène, mobile et vasculaire.

HYPOTHYROÏDIE

L'hypothyroïdie est due à une diminution du fonctionnement de la thyroïde qui entraîne une diminution de la sécrétion des hormones thyroïdiennes. Elle entraîne une diminution des réactions énergétiques cellulaires à tous les niveaux.

Signes cliniques observables :

- signes d'hypométabolisme :
  – asthénie, frilosité exagérée, prise de poids ;
- signes digestifs : diminution du péristaltisme intestinal (constipation) ;
- signes nerveux et musculaires :
  – masses musculaires tendues, dures et douloureuses (crampes) ;
  – ralentissement et asthénie physique, intellectuel, sexuel et psychique ;
- signes cardiaques : bradycardie permanente ;
- signes cutanéo-muqueux :
  – myxœdème au niveau de la peau (infiltrée, jaunâtre, cartonnée) ;
  – diminution de la pilosité axillaire et pubienne, chute des cheveux ;
  – visage arrondi dit « en pleine lune » avec les paupières infiltrées, un teint pâle et cireux, des rides profondes, un nez élargi, des lèvres massives et une très grosse langue, dépilation de la queue des sourcils ;
  – voix rauque et grave, ronflements nocturnes, hypoacousie souvent bilatérale.

GOITRE

Le goitre est un symptôme caractérisé par une augmentation isolée, diffuse ou localisée du volume de la glande thyroïde (hypertrophie). Il peut être d'origine sécrétoire (hyper- ou hypothyroïdie), inflammatoire (thyroïdite), tumorale (bénigne ou maligne) ou simple.

Signes cliniques observables :

- augmentation globale du volume du cou ;
- il peut être homogène ou s'accompagner de nodules (caractères du nodule : volume, consistance, sensibilité, isolé ou non) ;
- autres signes fonction du type de pathologie associé.

NODULE THYROÏDIEN ET CANCER DE LA THYROÏDE

Le nodule thyroïdien est une tuméfaction (bénigne dans 90 % des cas) localisée de la glande thyroïde. Le cancer thyroïdien est une tuméfaction maligne de la glande ; il est découvert le plus souvent en explorant un nodule thyroïdien. On distingue plusieurs formes de cancers : différencié, anaplasique ou médullaire.

Signes cliniques observables en présence d'un nodule thyroïdien :

- caractères du nodule : volume, consistance, sensibilité, isolé ou non ;
- signes d'une atteinte locorégionale : troubles de la voix (dysphonie), troubles de la déglutition (dysphagie), dyspnée, adénopathies.

Les parathyroïdes

Les quatre glandes parathyroïdes participent dans l'organisme à l'équilibre phosphocalcique. Elles sécrètent la parathormone ou PTH qui agit sur le calcium extracellulaire en provoquant une augmentation de la réabsorption tubulaire du calcium, associée à une augmentation de la phosphaturie et une hypophosphorémie. À concentration plus élevée, la PTH augmente l'activité ostéoclastique provoquant une hypercalcémie avec calciurie.
La PTH est donc responsable d'une augmentation de la destruction osseuse et de la réabsorption du calcium dans les tubules rénaux.

HYPOPARATHYROÏDIE

L'hypothyroïdie est entraînée par un hypofonctionnement des parathyroïdes. Elle se traduit par des signes de déficit en calcium (hyperexcitabilité neuromusculaire).

Signes cliniques observables :

- crise de tétanie :
  - sensation de fourmillement et de picotement au niveau des doigts et de la face (autour des lèvres) ;
  - crampes musculaires au niveau des mains (« main d'accoucheur ») et du visage (« museau de carpe ») ;
  - angoisse, pleurs.

Les corticosurrénales

Les glandes surrénales sont constituées de deux parties différentes : les corticosurrénales et les médullosurrénales.

Les corticosurrénales sécrètent trois types d'hormones fabriquées à partir du cholestérol :

• glucocorticoïdes (cortisol) ;
• minéralocorticoïdes (aldostérone) ;
• androgènes surrénaliens (déhydroépiandrostérone ou DHA et son sulfate la DHAS, la delta4-androstènedione).

Hyperfonctionnement

Il est dû à une hypersécrétion non freinable du cortisol, et il est caractérisé par l'hypercorticisme ou syndrome de Cushing.

Syndrome de Cushing

L'action des glucocorticoïdes provoque sur le métabolisme des glucides un diabète modéré, sur celui des protides un catabolisme intense, sur celui des lipides une répartition anormale des masses graisseuses, sur le sang et le système immunitaire une lymphopénie et une éosinophilie avec polynucléose. L'hyperproduction androgénique est responsable de l'acné, de l'hirsutisme.

Signes cliniques observables :

- modifications de la morphologie : obésité facio-tronculaire : visage bouffi, arrondi, érythrosique, au niveau des pommettes ; cou court et épais, boule de graisse dure au niveau de la nuque formant la bosse du bison ; tronc épais, infiltré de graisse au niveau du dos, des épaules et des seins ; abdomen volumineux, contrastant avec l'amaigrissement des membres ;
- signes cutanés :
  – vergetures pourpres surtout au niveau de l'abdomen, à la racine des cuisses, à la partie supérieure des seins et à la racine des bras ;
  – hyperpilosité, et acné au niveau du dos avec séborrhée grasse ;
- signes cardio-vasculaires : hypertension artérielle ;
- signes osseux et musculaires :
  – ostéoporose, fractures spontanées ;
  – amyotrophie qui entraîne une asthénie musculaire ;
- signes psychosexuels :
  – syndrome dépressif, état mélancolique et parfois syndrome d'excitation ;
  – aménorrhée constante et précoce chez la femme ;
  – troubles de la libido (dyspareunie, frigidité, impuissance).

Hypofonctionnement

Il se caractérise par les insuffisances surrénaliennes qui résultent d'une diminution du fonctionnement des glandes corticosurrénales.

Insuffisance surrénale : maladie d'Addison

L'insuffisance surrénale réalise un diabète « sodé ». La fuite du sel est en rapport avec un déficit en aldostérone et en cortisol. Elle aboutit à une déshydratation sévère. Le risque majeur est l'insuffisance surrénalienne aiguë.

Signes cliniques observables :

- asthénie : fatigue globale, physique (musculaire), psychique (anxiété, dépression) et sexuelle (impuissance, frigidité), qui se caractérise par une accentuation au fur et à mesure du déroulement de la journée ;
- signes cutanéo-muqueux :
  - mélanodermie : la peau présente un bronzage très intense provoqué par la lumière et aggravé par le frottement ; au niveau des mains : la face palmaire est pigmentée au niveau des plis de flexion, la face dorsale est pigmentée au niveau des plis de flexion-extension interphalangiennes ;
  - pigmentation de la muqueuse au niveau de la bouche : petites tâches ardoisées siégeant au niveau des gencives, des joues et du palais ;
  - dépilation axillaire et pubienne ;
- amaigrissement de plusieurs kilos en quelques mois s'accompagnant d'une fonte musculaire ;
- signes cardio-vasculaires : hypotension artérielle ;
- signes digestifs : anorexie.

Les médullosurrénales

Elles synthétisent, stockent et libèrent les catécholamines (l'adrénaline, la noradrénaline et la dopamine) qui jouent un rôle essentiel dans le maintien de la pression artérielle et la mobilisation énergétique en cas d'agression.

Phéochromocytomes

Ce sont des tumeurs bénignes ou malignes développées aux dépens du tissu chromaffine et sécrétant des catécholamines.

Les ovaires

Ce sont les glandes sexuelles féminines, sous contrôle hypophysaire, à l'origine de la reproduction (ovulation et maturation des ovocytes libérés lors de l'ovulation) et de la sécrétion des hormones féminines (œstrogènes, progestérone, androgènes).

Troubles du cycle menstruel

Troubles de l'écoulement menstruel

L'*aménorrhée* se caractérise par une absence de règles depuis 3 mois en dehors de la grossesse et de la ménopause. L'aménorrhée peut être primaire (il n'y a jamais eu de règles) ou secondaire (après une installation normale des règles).

La *ménorragie* caractérise un écoulement abondant des règles.

La *spanioménorrhée* caractérise un écoulement menstruel irrégulièrement espacé ou avec des intervalles de plus en plus longs.

L'*oligoménorrhée* caractérise une insuffisance de l'écoulement.

Ménopause

Elle se définit par l'arrêt des règles secondaire à l'épuisement des follicules ovariens chez la femme à partir de 50 ans. Elle s'installe après une période variable, pendant laquelle les cycles deviennent irréguliers. On décrit deux périodes : la périménopause (qui peut durer quelques mois à quelques années) et la ménopause (qui correspond à l'arrêt définitif de l'ovulation et à l'installation de l'aménorrhée complète).

Signes cliniques observables de la périménopause :

- augmentation des syndromes prémenstruels, mastoses ;
- apparition de troubles des règles ;
- développement de troubles cutanés : sécheresse de la peau, hirsutisme ;
- modifications utérines : hyperplasie de l'endomètre, fibromyomes utérins.

Signes cliniques observables de la ménopause :

- bouffées de chaleur en relation avec la carence en œstrogènes ;
- troubles psychiques : nervosité, irritabilité, syndrome dépressif ;
- troubles de la sexualité : baisse de la libido, diminution du plaisir sexuel ;
- anomalies du tractus génital : atrophie vulvo-vaginale responsable de dyspareunie (douleurs lors des rapports sexuels), dysurie avec pollakiurie.

Les testicules

Les testicules ont eux aussi une double fonction : endocrine (sécrétion d'hormones mâles : la testostérone) et de reproduction (par les spermatozoïdes contenus dans le sperme).

Hypogonadismes masculins

Ils provoquent une altération globale ou dissociée des fonctions testiculaires. Ils peuvent se révéler à différentes périodes de la vie : à la naissance (ambiguïté sexuelle, pseudo-hermaphrodisme masculin, micropénis), à la puberté (impubérisme, eunuchoïdisme, infantilisme des organes génitaux externes) ou à l'âge adulte (régression lente et progressive des caractères sexuels masculins).

Les diagnostics infirmiers prévalents en diabétologie et en endocrinologie

- Excès nutritionnel (lié à une surconsommation d'aliments).
- Déficit nutritionnel (lié à l'absorption insuffisante d'aliments, à une anorexie).
- Risque élevé d'infection (lié à une écorchure au niveau du pied).
- Constipation (liée à une hygiène alimentaire inadaptée).
- Diarrhée (liée à l'absorption de médicaments antidiabétiques oraux).
- Risque élevé d'atteinte à l'intégrité de la peau (lié à une hygiène corporelle négligée)
- Altération de la communication verbale (liée à un repli sur soi).
- Perturbation des interactions sociales (liée à la découverte de la maladie, à l'hospitalisation).
- Isolement social (lié à l'hospitalisation, à la non acceptation de la maladie par l'entourage).
- Dysfonctionnement sexuel (lié aux répercussions fonctionnelles de la maladie).
- Perturbation de la sexualité (liée aux répercussions fonctionnelles de la maladie).
- Perturbation de la dynamique familiale (liée à la pathologie).
- Stratégie d'adaptation individuelle inefficace (liée à une non acceptation de la maladie).
- Incapacité de s'adapter à un changement dans l'état de santé (liée à une attitude désinvolte vis-à-vis des soins à réaliser, des conduites à observer).
- Déni non constructif (lié à l'annonce du diagnostic).
- Prise en charge inefficace du programme thérapeutique (liée à des erreurs dans la mise en œuvre du traitement).
- Non-observance (du traitement, des règles diététiques).
- Recherche d'un meilleur niveau de santé (liée à un désir exprimé de se prendre en charge).
- Risque élevé de dysfonctionnement neurovasculaire périphérique (lié à une complication).
- Fatigue (liée aux répercussions fonctionnelles de la maladie).

• Difficulté à se maintenir en état de santé (liée à une difficulté à suivre le traitement).
• Incapacité partielle ou totale à effectuer ses soins d'hygiène (liée à une asthénie importante).
• Perturbation de la croissance et du développement (liée aux répercussions fonctionnelles de la maladie).
• Perturbation de l'image corporelle (liée à l'apparition de signes physiologiques disgracieux).
• Perturbation de l'estime de soi (liée à une incapacité à réaliser ses projets initiaux).
• Perturbation situationnelle de l'image de soi (liée à une dégradation physique ou morale).
• Altération de la perception visuelle (liée à un début de cécité).
• Perte d'espoir (liée à la découverte d'une pathologie incurable).
• Sentiment d'impuissance (lié à la non maîtrise des événements).
• Manque de connaissances (lié à la méconnaissance des règles hygiéno-diététiques).
• Anxiété (liée au contexte de la maladie).
• Peur (liée à un avenir incertain).

LES PRINCIPALES PRISES EN CHARGE THÉRAPEUTIQUES
en diabétologie et en endocrinologie

Prises en charge médicamenteuses et traitement du diabète

Le traitement du diabète comporte trois volets essentiels : le régime alimentaire, l'activité physique et le traitement médicamenteux (insuline ou hypoglycémiants oraux).

RÉGIME

Objectifs de l'alimentation

• Garantir la qualité et la quantité de l'alimentation ingérée.
• Assurer un équilibre glycémique, en évitant les périodes prolongées d'hyper- ou d'hypoglycémie et les variations glycémiques au cours de la journée en régulant l'apport journalier en glucides.

• Empêcher les complications cardio-vasculaires (HTA, artérite, infarctus, athérome) par une alimentation pauvre en lipides.

• Favoriser le plaisir de manger en permettant au patient de consommer ce qu'il aime et ce qu'il a l'habitude de manger (culture, religion, habitudes de vie...).

ACTIVITÉ PHYSIQUE

Elle doit être régulière et suffisante. Le patient devra apprendre à modifier son alimentation en fonction de l'horaire, de l'intensité et de la durée de l'effort physique prévu et à adapter ses doses d'insuline si besoin.

Chez le patient de type 2

Les tissus (foie, muscles) résistent à l'action de l'insuline, mais avec un exercice régulier et d'une intensité suffisante, l'insulino-résistance diminue et le diabète s'améliore (perte de poids, lutte contre l'hypertension artérielle).

Chez le patient de type 1

La quantité d'insuline ne diminue pas automatiquement pendant l'exercice, la dose injectée sous la peau continue d'agir. Les stocks en glucose du foie sont bloqués et les muscles consomment le glucose : il y a donc un **risque d'hypoglycémie.** L'exercice physique pratiqué régulièrement et à long terme facilite l'équilibre glycémique en diminuant les à coups glycémiques.

INSULINOTHÉRAPIE POUR LE DIABÈTE DE TYPE 1 OU DIN OU DIR

L'insuline est une hormone pancréatique hypoglycémiante. Elle constitue le traitement substitutif dans les diabètes de type 1 ou DIN ou DIR. Les besoins en insuline sont variables d'un individu à l'autre selon son mode alimentaire et son activité physique.

Le but du traitement est d'obtenir le meilleur équilibre possible de la glycémie en respectant au mieux rythmes et habitudes de vie du patient :

• en adaptant la répartition de l'insuline, pour maîtriser les variations glycémiques, en choisissant un schéma insulinique adapté au profil de l'individu (2 à 4 injections par jour en moyenne) ;

• en maîtrisant au mieux les variations provoquées par l'alimentation et l'exercice physique ;

• en choisissant le type d'insuline approprié. Différents types d'insuline permettent au médecin d'adapter le traitement : insulines *d'action brève* « insulines dites rapides » (moins de 8 h), insulines *intermédiaires* (de 8 à 20 h) et insulines *d'action retardée* (plus de 20 h).

L'insuline est administrée en *injection sous-cutanée* (en injection IV à la seringue électrique uniquement en cas d'urgence, et seulement avec de l'insuline rapide), selon plusieurs techniques, à la seringue, au stylo ou à la pompe, en faisant varier le site d'injection à chaque injection.

Les réserves d'insuline se conservent dans le bas du réfrigérateur tandis que les flacons ou les stylos en cours d'utilisation sont conservés à température ambiante.

Action médicamenteuse

L'insuline fait pénétrer le glucose du sang circulant vers l'intérieur des cellules en se fixant sur des récepteurs cellulaires spécifiques. Elle agit essentiellement sur le métabolisme glucidique à trois niveaux :

• sur le foie : favorise la pénétration du glucose dans le foie en augmentant le processus de mise en réserve de celui-ci sous forme de glycogène (glycogénogenèse) ;

• sur le muscle : entraîne une activation du transport du glucose dans la cellule et la synthèse du glycogène ;

• sur le tissu adipeux : provoque une augmentation de la mise en réserve du glucose sous forme de lipides (lipogenèse).

Surveillance infirmière

• Administration : injection sous-cutanée.

• Effet thérapeutique : hypoglycémiant.

• Effets indésirables : hypoglycémie, accidents locaux (lipodystrophies, allergies à l'insuline).

HYPOGLYCÉMIANTS ORAUX POUR LE DIABÈTE DE TYPE 2

Sulfamides hypoglycémiants : *Daonil, Euglucan, Miglucan, Glutril, Diamicron, Glucidoral, Amarel, Glibénèse…*

Action médicamenteuse

• Agissent en stimulant l'insulino-sécrétion.

Surveillance infirmière

• Administration : l'horaire des prises doit se situer un peu avant le repas.

• Effet thérapeutique : diminution de la glycémie.

• Effets indésirables : hypoglycémie par surdosage ou lors d'une insuffisance rénale ; exceptionnellement : allergies cutanées, leucogranulopénies, thrombopénie.

Biguanides : *Glucophage, Glucinan, Stagid…*

Action médicamenteuse

• Abaissent l'insulino-résistance ; normalisent la glycémie et ont un effet anorexigène.

Surveillance infirmière

• Administration : prise au cours ou à la fin du repas pour éviter les effets digestifs (épigastralgies, nausées, vomissements, diarrhée). Ils doivent toujours être arrêtés 3 jours avant la réalisation d'une urographie intraveineuse.

• Effet thérapeutique : hypoglycémiant, potentialisé par l'*Aspirine* et l'alcool.
• Effets indésirables : risque d'acidose lactique.

Inhibiteurs de l'alpha glucosidase : *Glucor, Diastabol...*
Action médicamenteuse
• Ils empêchent le premier stade de la digestion intestinale des glucides et provoquent leur élimination par les selles.
Surveillance infirmière
• Administration : au début, le traitement est administré à faibles doses puis augmenté progressivement sur prescription médicale.
• Effet thérapeutique : amélioration des glycémies postprandiales.
• Effets indésirables : flatulences, douleurs digestives, diarrhée.

Prises en charge médicamenteuses en endocrinologie

Les traitements chirurgicaux, radiologiques... ou spécifiques à d'autres pathologies (cancers) ne sont pas évoqués ici.

MÉDICAMENTS DE L'HYPERPROLACTINÉMIE

Bromocriptine : *Parlodel* mais aussi *Norprolac* et *Dostinex.*
Action médicamenteuse
• Inhibiteur de la prolactine.
Surveillance infirmière
• Administration : comprimés à prendre au cours du repas ; surveiller la pression artérielle.
• Effet thérapeutique : traite les conséquences cliniques de l'hyperprolactinémie.
• Effets indésirables : troubles cardio-vasculaires (hypotension orthostatique), troubles digestifs (nausées, vomissements), troubles neurologiques (céphalées, dyskinésies, baisse de la vigilance, sensation vertigineuse), troubles psychiques (confusion, hallucination, délire, excitation psychomotrice).

MÉDICAMENTS DU DIABÈTE INSIPIDE

Hormonothérapie substitutive en cas de carence profonde en ADH.
Desmopressine ou DDAVP : *Minirin.*
Action médicamenteuse
• Agoniste de l'hormone antidiurétique dans le diabète insipide par carence en hormone diurétique.
Surveillance infirmière
• Administration : respecter un intervalle de 12 h entre deux prises ; existe en solution endonasale ou injectable.

• Effet thérapeutique : antidiurétique.

• Effets indésirables : céphalées, bouffées vasomotrices, crampes abdominales, nausées.

MÉDICAMENTS DE L'HYPERTHYROÏDIE

Maladie de Basedow

Le traitement associe repos, anxiolytiques, bêtabloquants et antithyroïdiens de synthèse.

Antithyroïdiens : *Néomercazole, Basdène, Propylthiouracile.*

Action médicamenteuse

• Bloquent la fabrication et la sécrétion des hormones thyroïdiennes.

Surveillance infirmière

• Administration : sous surveillance, prescrite par le médecin, de la numération formule sanguine.

• Effet thérapeutique : blocage de l'hyperthyroïdie.

• Effets indésirables : troubles hématologiques (leucopénie, aganulocytose), réactions allergiques, hépatites.

MÉDICAMENTS DE L'HYPOTHYROÏDIE

Hormones thyroïdiennes : *Lévothyrox, L-Thyroxine, Cynomel.*

Action médicamenteuse

• Opothérapie thyroïdienne.

Surveillance infirmière

• Administration : sous surveillance, prescrite par le médecin, du dosage des T4, TSH.

• Effet thérapeutique : se substitue aux hormones thyroïdiennes qui ne sont plus fabriquées par l'organisme.

• Effets indésirables : syndrome d'hyperthyroïdie.

MÉDICAMENTS DE L'HYPOPARATHYROÏDIE

En urgence : le traitement repose sur l'administration IV de sels calciques (gluconate de calcium).

En dehors des crises : administration de vitamine D ou de 1-25 OH D3 et de calcium par voie orale de façon permanente.

Action médicamenteuse du calcium

• Traitement des carences calciques.

Surveillance infirmière

• Effet thérapeutique : apport calcique.

• Effets indésirables : troubles gastro-intestinaux (constipation, flatulences, nausées), hypercalcémie, hypophosphatémie.

LES ATTITUDES INFIRMIÈRES PRÉVALENTES
en diabétologie et en endocrinologie

- Développer une attitude d'écoute et de reconnaissance des états anxieux générateurs de souffrance.
- Adopter une attitude de bienveillance.
- Ne porter ni jugements, ni critiques.
- Respecter les rythmes de vie du patient.
- Développer (en général) une attitude constructive face à l'autre, de reconnaissance et d'acceptation.
- Savoir valoriser les moments de bien-être.
- Être attentif à l'hygiène corporelle des patients en les incitant sans les contraindre.
- Développer parallèlement une démarche éducative sur les gestes de la vie quotidienne : hygiène alimentaire, hygiène du corps, des dents, des pieds, etc.
- Développer un climat de confiance et de compréhension.
- Assurer une présence.
- Maintenir avec le patient des échanges verbaux, dans une attitude d'écoute attentive.
- Être acteur de la cohérence face aux actions menées par l'équipe auprès du patient. Toute action doit être transmise à l'équipe et menée dans un sens partagé par tous.

Cas concret

ENDOCRINOLOGIE-DIABÉTOLOGIE

Tous les commentaires sur la méthodologie de correction sont écrits en italique.
Les questions se décomposent en deux catégories : questions de mémorisation-compréhension et questions d'analyse et de synthèse. Afin de permettre à l'étudiant d'opter pour le type de réponses correct et de choisir la méthodologie adéquate de réflexion, les corrigés des trois premiers cas concrets suivent ce découpage (pages 37 à 68). Pour appliquer progressivement la méthodologie, le cas concret n° 1 est volontairement simplifié par rapport à un cas concret type DE.

CAS CONCRET N° 1 — Sujet

Monsieur W., 21 ans, est marié et père d'un petit garçon de 3 mois. Il mesure 1,73 m pour 85 kg. Il est serveur dans un restaurant italien et a des horaires de travail variables et irréguliers. Il prend la plupart de ses repas dans le restaurant où il travaille, mange beaucoup, de façon très déséquilibrée et a toujours faim. Il fume 15 cigarettes par jour depuis l'âge de 13 ans. Il affectionne tout particulièrement le sport mais n'en pratique aucun, il préfère regarder la télévision durant ses heures de loisirs ou jouer aux cartes avec ses amis. C'est un homme gai et jovial qui aime beaucoup parler. Il a de nombreux amis.

Il est affilié à la Sécurité sociale et a une mutuelle complémentaire qui prend en charge le forfait hospitalier.

Dans ses antécédents on peut relever :

- un père diabétique non insulino-dépendant (type 2),
- une hypertension artérielle modérée.

Suite à un malaise avec perte de connaissance sur son lieu de travail, il est amené par le SAMU aux urgences le 27 décembre 2000 à 11 h, puis transféré à 14 h dans le service de médecine où vous travaillez ce jour comme infirmière de 14 h à 21 h 30 avec deux aides-soignantes et deux étudiantes en soins infirmiers de 2e et 3e année.

À son arrivée aux urgences, il présente :

- un amaigrissement de 9 kg au cours des 2 mois précédant son hospitalisation sans avoir fait de régime particulier et en ayant toujours aussi bon appétit. M. W. attribue cet amaigrissement à un surcroît de travail au restaurant et au manque de sommeil provoqué par les pleurs répétés de son bébé toutes les nuits ;
- une asthénie importante ;
- une envie incessante d'aller aux toilettes pour uriner ;
- une soif intense : boit plus de 4 L d'eau par jour ;
- une glycémie à 5,15 g/L (28,32 mmol/L) ;
- une acétonurie = + + + et une glycosurie = + + + ;
- des nausées et une odeur anormale de l'haleine.

Le médecin qui l'examine pose le diagnostic de diabète de type 1 (diabète insulino-dépendant) avec un début d'acidocétose. Il prescrit le traitement suivant :

- régime alimentaire « diabétique » avec 2 collations à 10 heures et à 16 h ;
- *Vélosuline* (insuline ordinaire) à la pompe à insuline au débit de base de 3,4 unités par heure et des bolus de 19 unités à 8 h, 12 h et 19 h ;
- réhydratation avec : 2 500 mL de glucosé isotonique à 5 % par 24 h avec 2 g de KCl par litre et 2 g de NaCl par litre ;
- 1 litre d'eau de Vichy à boire par jour ;
- surveillance de la diurèse ;
- surveillance de la glycémie capillaire toutes les 3 h.
- surveillance de l'acétonurie toutes les 2 h (après normalisation du résultat passer à 1 fois par jour) en appliquant le protocole médical suivant : injection en bolus par la pompe à insuline de 5 unités internationales d'insuline par croix d'acétone jusqu'à la normalisation de l'acétonurie ;
- bilan biologique : ionogramme sanguin, glycémie, créatinémie, triglycérides, cholestérol, HDL *(high density lipoprotéin)* et LDL *(low density lipoprotéin)* si les triglycérides sont inférieures à 5 g/L, recherche d'une microalbuminurie sur les urines de décubitus ;
- électrocardiogramme (ECG) et Doppler des membres inférieurs ;
- examen ophtalmologique (acuité visuelle, pression oculaire, évaluation de la vision des couleurs, fond d'œil, angiographie à la fluorescéine) ;
- examen EMG (électromyogramme).

La fiche de liaison infirmière du service des urgences transmise lors du transfert de M. W. donne les informations suivantes :

- se plaint de douleurs abdominales et de nausées ;
- patient très fatigué, triste, taciturne, qui parle très peu ;
- température à 37,5 °C ;
- tension artérielle à 12/6 mmHg ;
- pouls à 72/min ;
- recueil des urines pour la recherche de microalbuminurie, démarrée à 12 h 30, M. W. doit rester couché pendant 8 h (jusqu'à 20 h 30) ;
- perfusion en cours de 1 000 mL de glucosé à 5 % + 2 g de KCl et 2 g de NaCl posée à 12 h ;
- glycémie capillaire faite à 12 h : 5,5 g/L (30,25 mmol/L) ;
- acétonurie = +++ à 12 h : injection de 15 UI d'insuline par la pompe, à contrôler à 14 h.

À 16 h, l'aide-soignante lui porte sa collation. Elle vous transmet les informations suivantes : « M. W. :

- refuse de prendre sa collation, car, dit-il, je crois que j'ai déjà trop mangé à midi car ma femme m'a apporté un gros gâteau au chocolat en plus du plateau ;
- a exprimé ses inquiétudes quant au régime alimentaire qu'il va devoir suivre compte tenu de sa profession, veut savoir comment organiser ses repas ;
- a demandé quand il pourrait pratiquer seul les glycémies capillaires, il est impatient de le faire ;
- pose des tas de questions sur sa maladie. »

QUESTIONS

1. Relever dans le cas présenté les signes et les éléments qui sont en faveur du diagnostic de diabète de type 1. Justifier brièvement ce choix.
2. Définir les termes suivants : polyurie ; polydipsie ; polyphagie.
3. Indiquer le but des examens complémentaires demandés pour M. W. : électrocardiogramme (ECG), Doppler des membres inférieurs, examen ophtalmologique, examen électrophysiologique et microalbuminurie.
4. Expliquer brièvement et simplement, à partir de l'hyperglycémie, le mécanisme physiopathologique de l'accumulation de l'acétone dans les urines et de l'odeur particulière de l'haleine de M. W.
5. Citer, chez une personne non diabétique qui reçoit un apport nutritionnel normal en glucides, les effets physiologiques de la sécrétion d'insuline sur le métabolisme glucidique au niveau du sang, du foie, des muscles et du tissu adipeux.
6. Au regard de la prescription médicale et des transmissions infirmières et sachant que la pharmacie du service dispose de flacons de glucosé

···›

isotonique à 5 % de 250 mL, 500 mL, 1 000 mL, d'ampoules de KCl de 10 mL à 10 % et d'ampoules de NaCl de 10 mL à 10 %, programmer les perfusions pour les 24 h à venir en calculant le débit et en répartissant les électrolytes dans chaque flacon (tenir compte, lors des calculs, de la quantité d'électrolytes en mL introduite dans chaque flacon et faire apparaître l'intégralité des calculs).

7. Expliquer, brièvement, le principe de la pompe à insuline et les avantages qu'elle présente. Indiquer le type d'insuline utilisé dans la pompe et expliquer à quoi correspondent le « débit de base » et les « bolus ». Citer les actions infirmières concernant la pompe à insuline de M. W. dans le service de médecine.

8. Pour chacune des propositions ci-dessous, choisir une réponse parmi les éléments de réponse suivants :
- A si les propositions X et Y sont vraies et reliées par une relation de cause à effet ;
- B si les propositions X et Y sont vraies mais ne sont pas reliées entre elles par une relation de cause à effet ;
- C si la proposition X est vraie et la proposition Y est fausse ;
- D si la proposition X est fausse et la proposition Y est vraie ;
- E si les propositions X et Y sont fausses.

Proposition 1. X : M. W., à son arrivée dans le service, présente un coma cétoacidosique parce qu'

Y : il est en hyperglycémie et présente une acétonurie = + + +.

Proposition 2. X : M. W. souffre d'un diabète insulino-dépendant parce que

Y : les cellules bêta des îlots de Langerhans de son pancréas ne sécrètent pas ou insuffisamment de l'insuline.

Proposition 3. X : L'insuline est une hormone parce qu'

Y : elle se trouve en concentration constante dans le sang circulant.

9. Après avoir analysé la situation de M. W., identifier pour les 72 h à venir :
- les problèmes réels ou potentiels relevant du rôle prescrit infirmier ;
- les problèmes réels ou potentiels relevant du rôle propre infirmier à présenter sous la forme de diagnostics infirmiers.

CAS CONCRET N° 1 — *Corrigé*

1. Questions de mémorisation-compréhension (questions 1, 2, 3, 4, 5, 6 et 7)

Le corrigé renvoie aux points 1 et 7 dans les « bons réflexes » du guide méthodologique, pages 5 et 11.

QUESTION 1 – *Éléments en faveur du diagnostic de diabète insulino-dépendant*

Signes et éléments	Justification
« Âgé de 21 ans ».	Le diabète de type I est celui du sujet jeune.
« Passe ses loisirs devant la télévision et à jouer aux cartes ».	La sédentarité est un facteur favorisant.
« Amaigrissement récent de 9 kg ».	Signe de décompensation du diabète.
« Envie incessante d'uriner ». « Soif intense et boit plus de 4 L d'eau par jour ». « Ayant toujours aussi bon appétit ».	Polyurie, polydipsie et polyphagie sont les signes révélateurs d'un diabète.
Glycémie à 5,15 g/L (28, 32 mmol/L).	Hyperglycémie révélatrice de l'insuffisance de la sécrétion d'insuline.
Acétonurie = + + +	Début d'acidocétose, en l'absence d'insuline, entraîné par le catabolisme des lipides pour compenser le manque de glucose au niveau des cellules de l'organisme.

Points clés

- Lire attentivement le libellé et traiter les deux volets de la question. L'étudiant peut lister l'ensemble des signes du diabète pour les rechercher ensuite dans le texte afin d'adapter sa réponse au cas présenté.
- Présenter la réponse sous la forme d'un tableau permet d'être plus exhaustif et plus clair.
- Donner des réponses brèves et simples.
- Citer les éléments du texte comme le demande le libellé de la question.
- L'erreur serait d'expliquer en détail chaque élément de la réponse, ce qui n'est pas demandé, ou d'inclure des signes ne correspondant pas au diagnostic de diabète mais liés à un risque d'aggravation, tel que le déséquilibre alimentaire de M. W.

QUESTION 2 – *Définitions de termes*

- **Polyurie** : sécrétion d'urines en quantité abondante.
- **Polydipsie** : soif excessive qui se prolonge.
- **Polyphagie** : besoin excessif de manger sans parvenir à une sensation de satiété.

Points clés

- Réécrire chaque terme avant de le définir. Il s'agit de termes prévalents en diabétologie que l'étudiant doit parfaitement connaître.
- Les réponses doivent être concises, avec pour chaque terme une définition brève et précise.
- L'erreur serait :
  – d'expliquer le mécanisme physiopathologique de chaque signe ;
  – de développer chaque terme en l'illustrant par un exemple, ce qui serait hors sujet.

QUESTION 3 – *But des examens complémentaires prescrits*

ECG

Il permet de rechercher un retentissement du diabète au niveau cardiaque sur les artères coronaires.

Doppler des membres inférieurs

Il permet d'évaluer la vascularisation et de mettre en évidence d'éventuelles lésions de sténose artérielle.

Examen ophtalmologique

Cet examen permet d'évaluer le retentissement du diabète sur la fonction visuelle (acuité visuelle, évaluation de la vision des couleurs). La pression oculaire recherche un glaucome, le fond d'œil vérifie l'état de la rétine et décèle une éventuelle microangiopathie rétinienne, l'angiographie à la fluorescéine évalue la vascularisation rétinienne et décèle la présence de microanévrismes.

Examen électrophysiologique

Il complète l'examen clinique, permet au médecin d'apprécier les troubles sensitifs et de mesurer l'atteinte du système nerveux au niveau des nerfs sensitifs et moteurs.

Microalbuminurie

Cet examen permet de contrôler la fonction rénale (insuffisance rénale) en recherchant la présence ou l'absence de protéinurie.

Points clés

- Pour plus de clarté, lister chaque examen et énoncer ses buts. Ce sont des examens courants que l'étudiant doit bien connaître.
- Rester concis.
- Pour l'examen ophtalmologique, indiquer le but de chaque technique d'exploration.
- L'erreur serait d'expliquer en quoi consiste chaque examen et d'en décrire la préparation, le déroulement et la surveillance.

QUESTION 4 – *Accumulation d'acétone dans les urines et odeur de l'haleine de M. W. : mécanisme physiopathologique*

Un déficit ou une insuffisance de sécrétion de l'insuline par les cellules bêta des îlots de Langerhans du pancréas empêche la pénétration cellulaire du glucose. Celui-ci s'accumule alors dans le sang circulant provoquant une hyperglycémie à 5,15 g/L (28.32 mmol/L) chez M. W. Le glucose est véhiculé jusqu'aux reins pour y être éliminé ; il se concentre au point qu'une partie traverse le filtre rénal et passe dans les urines (glycosurie). Les cellules, privées de glucose, vont alors puiser dans le tissu adipeux celui dont elles ont besoin pour leur métabolisme. Au niveau du foie, le catabolisme des lipides produit des déchets : les corps cétoniques. Ces déchets en s'accumulant dans le sang circulant deviennent toxiques pour l'organisme car ils acidifient le sang en modifiant son pH. Les poumons et les reins vont tenter d'éliminer l'excès de corps cétoniques pour rééquilibrer le pH. Ceci entraîne une élimination des corps cétoniques par l'expiration, provoquant une haleine particulière dite « pomme reinette » ; au niveau des reins, leur élimination à travers le filtre rénal provoque une acétonurie très positive.

Points clés

- Partir du point de départ qui est la cause de l'accumulation des corps cétoniques, l'hyperglycémie.
- Décrire chaque étape successivement et chronologiquement.
- Traiter les 2 niveaux : respiratoire et rénal.
- Rester simple dans l'exposé.
- L'erreur serait :
  - de détailler tous les processus physiopathologiques alors que l'on demande de les expliquer brièvement et simplement ;
  - d'expliquer les conséquences de l'accumulation des corps cétoniques dans le sang, cela n'est pas demandé.

QUESTION 5 – *Sécrétion d'insuline : effets physiologiques chez le sujet normal*

Au niveau du sang

L'insuline abaisse le taux de la glycémie en permettant le passage du glucose sanguin à l'intérieur des cellules.

Au niveau du foie

L'insuline provoque la pénétration du glucose en excès dans le sang qui sera stocké sous forme de glycogène dans le foie (glycogénogenèse). Une diminution du taux d'insuline va entraîner une libération du glycogène du foie retransformé en glucose (glycolyse) qui sera libéré dans le sang circulant.

Au niveau du muscle

L'insuline active le transport du glucose dans les cellules musculaires.

Au niveau du tissu adipeux

L'insuline augmente la captation du glucose par le tissu adipeux. Elle a un effet antilipolytique en inhibant la lipolyse.

Points clés

- Reprendre chaque niveau, la réponse sera ainsi plus claire.
- Le terme « citer » indique l'attente d'une réponse brève, sans justification.
- L'étudiant peut présenter sa réponse sous la forme d'un tableau :

Effets physiologiques de la sécrétion d'insuline sur le métabolisme glucidique	
Au niveau du sang	Abaisse le taux de la glycémie en permettant le passage du glucose sanguin à l'intérieur des cellules.

- Attention : on demande de décrire les effets de l'insuline sur un sujet non diabétique, ne pas confondre physiologie et pathologie.

QUESTION 6 – *Calcul du débit*

Flacon 1 = en 9 h de 12 h à 21 h **en cours**	Flacon 2 = en 9 h de 21 h à 6 h	Flacon 3 = en 6 h de 6 h à 12 h
1 000 mL de glucosé à 5 % + 2 g de KCl + 2 g de NaCl	1 000 mL de glucosé à 5 % + 2 g de KCl + 2 g de NaCl	500 mL de glucosé à 5 % + 1 g de KCl + 1 g de NaCl
Le KCl se présente sous forme d'ampoules de 10 mL dosées à 10 %, la prescription est en gramme, il faut donc convertir les 10 mL en gramme pour connaître la quantité à utiliser pour chaque flacon. Si la solution était à 100 % : 10 mL = 10 g, elle est à 10 % donc 10 fois moins : 10/10 = 1 g, chaque ampoule de 10 mL contient 1 g de KCl. Le calcul est le même pour le NaCl, chaque ampoule de 10 mL contient 1 g de NaCl. Attention : la prescription des électrolytes est donnée par litre : pour 1 000 mL, on devra mettre 2 g, donc pour 500 mL x g => 500 x 2/1 000 = 1 donc la quantité de chaque électrolyte (KCl et NaCl) sera égale à 1 g, soit 1 ampoule de 10 mL à 10 % pour le flacon de 500 mL.		

1 000 mL de glucosé 5 % + 2 ampoules de 10 mL à 10 % de KCl soit 20 mL + 2 ampoules de 10 mL à 10 % de NaCl, soit 20 mL => 1 000 mL + 20 mL + 20 mL = **1 040 mL à passer en 9 h**	1 000 mL de glucosé 5 % + 2 ampoules de 10 mL à 10 % de KCl soit 20 mL + 2 ampoules de 10 mL à 10 % de NaCl, soit 20 mL => 1 000 mL + 20 mL + 20 mL = **1 040 mL à passer en 9 h**	500 mL de glucosé 5 % + 1 ampoule de 10 mL à 10 % de KCl + 1 ampoule de 10 mL à 10 % de NaCl => 500 mL + 10 mL + 10 mL = **520 mL à passer en 6 h**
Calcul du débit : formule utilisée sachant que 1 mL = 20 gouttes => quantité à perfuser x 20/h x 60		
1 040 x 20/9 x 60 = 20 800/540 = 38,51 gouttes/min soit **39 gouttes/min**	1 040 x 20/9 x 60 = 20 800/540 = 38,51 gouttes/min soit **39 gouttes/min**	520 x 20/6 x 60 = 10 400/360 = 28,88 gouttes/min soit **29 gouttes/min**

Points clés

- La présentation sous forme de tableau clarifie ce travail.
- Il est demandé à l'étudiant de faire apparaître la totalité de ses calculs : il doit donc noter chacune de ses opérations.
- Convertir obligatoirement les ampoules d'électrolytes en gramme par ampoule pour répondre à la prescription.
- La répartition des électrolytes est donnée par litre, l'étudiant doit calculer l'équivalent pour 500 mL.
- Citer la formule utilisée, cela permet au correcteur de comprendre le raisonnement.
- Vérifier les calculs avant de rendre la copie.
- L'erreur serait :
  - de ne pas rajouter la quantité des électrolytes en mL dans chaque flacon perfusé ;
  - de ne pas faire apparaître le calcul intermédiaire avant d'arrondir le débit en gouttes/min.

QUESTION 7 – *Pompe à insuline : principe, avantages, actions infirmières*

Principe

La pompe à insuline est un appareil qui permet de perfuser de l'insuline de façon continue et régulière, 24 h sur 24 h, par voie sous-cutanée ou intrapéritonéale.

Avantages

Elle permet d'obtenir une insulinémie de base stable et d'éviter des fluctuations glycémiques trop importantes. C'est le système qui se rapproche le plus du fonctionnement normal du pancréas.

Type d'insuline utilisé

La pompe utilise exclusivement de l'insuline ordinaire d'action rapide.

Débit de base

Il assure une perfusion continue et régulière de l'insuline afin de reproduire l'action physiologique des cellules bêta des îlots de Langerhans du pancréas qui se caractérise par une libération pulsatile de l'insuline de façon continue et régulière afin de maintenir une normoglycémie. Il est programmé sur la pompe selon la prescription en fonction des glycémies préprandiales et administré en continu.

Bolus

Ils correspondent à des injections d'insuline supplémentaires nécessaires à l'organisme au moment du repas pour éviter les pics glycémiques postprandiaux. La quantité d'insuline de chaque bolus est prescrite par le médecin en fonction des glycémies postprandiales et des glycémies capillaires.

Actions infirmières

Surveillance et éducation du patient : apprendre à M. W., dès qu'il se sentira prêt, à changer le débit de base et à réaliser lui-même les bolus à la pompe.

Surveillance et entretien du matériel :
- vérifier le bon fonctionnement de la pompe ;
- vérifier le remplissage de la seringue ou de la cartouche ;
- vérifier le cathéter et l'aiguille sous-cutanée ;
- changer le cathéter et le réservoir et varier le point de ponction tous les 2 ou 3 jours.

Surveillance urinaire et sanguine sur prescription : acétonurie et glycémie capillaire.

Points clés

- Indiquer le principe de la pompe à insuline de façon simple.
- Expliquer ses avantages et citer le type d'insuline utilisé.
- Expliquer succinctement le débit de base et les bolus.
- Classer les actions infirmières par type de surveillance afin de ne pas en oublier. Lorsque des actions infirmières sont citées, toujours penser aux différentes dimensions d'un soin : technicité, sécurité, informations à donner au patient, retentissement psychologique possible, etc.
- Penser également à l'aspect éducatif du rôle infirmier en tenant compte de l'état du patient.
- L'erreur serait d'énoncer les indications de la pompe ou de détailler la technique de pose, cela n'est pas demandé.

2. Questions d'analyse et de synthèse (questions 8 et 9)

Le corrigé renvoie aux « bons réflexes » dans le guide méthodologique, pages 4 à 14.

QUESTION 8 – *Propositions*

Proposition 1

Réponse D (la proposition X est fausse et la proposition Y est vraie).

Proposition 2

Réponse A (les propositions X et Y sont vraies et reliées par une relation de cause à effet).

Proposition 3

Réponse C (la proposition X est vraie et la proposition Y est fausse).

Points clés

- Analyser séparément chaque partie de la proposition X puis Y.
- Répondre à chaque partie de la proposition. Si elles sont vraies, rechercher s'il existe ou non une relation de cause à effet entre les deux propositions.
- Ne pas hésiter à relire le texte avant de répondre à cette question.
- Pour simplifier votre travail vous pouvez utiliser un tableau au brouillon :

	Proposition 1	Proposition 2	Proposition 3
X	F	V	V
Y	V	V	F
Relation de cause à effet	-	oui	-
Réponse	D	A	C

- L'erreur serait de ne pas se référer au texte pour répondre à certaines propositions.

QUESTION 9 – *Problèmes réels ou potentiels*

Problèmes relevant du rôle prescrit	
Problèmes réels	Diabète insulino-dépendant
Problèmes potentiels	Risque de déshydratation. Risque de coma acidocétosique. Risque d'hypoglycémie.
Problèmes relevant du rôle propre	
Problèmes réels : diagnostic infirmier réel	« Difficulté à se maintenir en santé ». « Recherche d'un meilleur niveau de santé ». « Manque de connaissances sur sa pathologie et sa prise en charge ».
Problèmes potentiels : diagnostic infirmier potentiel	« Risque d'excès ou de déficit nutritionnel ».

Points clés

- Présenter les problèmes en séparant le rôle propre et le rôle prescrit. Il existe, bien sûr, des liens entre les problèmes qui concernent les deux rôles : le risque d'hypoglycémie est lié au risque d'excès ou de déficit nutritionnel. Pour faciliter le classement, l'étudiant choisira une présentation sous forme de tableau.
- Relire les données du texte avant de répondre à cette question : « refuse de prendre sa collation car dit-il : je crois que j'ai déjà trop mangé à midi car ma femme m'a apporté un gros gâteau au chocolat en plus du plateau » indique un risque d'excès ou de déficit nutritionnel selon l'interprétation qu'il fera des consignes qui lui sont données. Cela signe également une difficulté à se maintenir dans l'immédiat en santé tant qu'il n'aura pas bien compris les fondements du régime et de son traitement ; « a exprimé ses inquiétudes quand au régime alimentaire qu'il va devoir suivre compte tenu de sa profession, veut savoir comment organiser ses repas » et « a demandé quand il pourrait pratiquer seul les glycémies capillaires, il est impatient de le faire » montre qu'il recherche un meilleur niveau de santé malgré son handicap.
- Choisir les diagnostics infirmiers en fonction de la situation qui est présentée en tenant compte du délai de 72 h. Le diagnostic « manque de connaissances sur sa pathologie et sa prise en charge » s'inscrit dans une perspective supérieure à 72 h. Il est cependant intéressant de le mentionner car le patient manifeste une curiosité qu'il faudra satisfaire rapidement. Il conviendrait de fixer des objectifs à court, moyen et long terme, mais ceci n'est pas demandé.
- L'erreur serait de préciser les objectifs de soins en relation avec les problèmes cités ; cette réponse n'est pas attendue.
- L'identification des problèmes liés au rôle prescrit doit se faire comme toujours par une lecture attentive des données et des observations médicales citées dans le texte.
- Pour gagner du temps dans la sélection des problèmes relevant du rôle propre (les diagnostics infirmiers), l'étudiant doit se rappeler que, presque toujours, les éléments qui le guideront dans ce choix se trouvent dans les observations rapportées par les soignants (infirmières, aides-soignantes) et les propos du patient lui-même ou de sa famille.

CAS CONCRET N° 2

Sujet

Présentation globale, le 29 janvier 2001 au matin

Marion, 20 ans, est une jeune femme rieuse et très active. Elle fait de la danse rythmique le mardi et le vendredi soir de 18 h 30 à 21 h, de la natation le jeudi soir de 19 h à 21 h dans un club où elle retrouve ses amies, et le lundi de 17 h 30 à 18 h 30, elle prend des cours de piano. Elle est présidente du journal des étudiants de l'université où elle prépare une licence de mathématiques et travaille le week-end dans le fast-food où elle prend chaque jour, ses repas de midi. Elle est très gourmande et grignote toute la journée des sucreries et des barres chocolatées. Elle veut être pilote de ligne et travaille très dur pour réaliser son rêve. Elle prend des cours de pilotage et a prévu de suivre un stage intensif d'une semaine pendant les vacances de février.
Elle mesure 1,62 m et pèse 50 kg.

Depuis quelques mois, elle est très fatiguée et a beaucoup maigri malgré une nette augmentation de l'appétit. Elle se plaint d'avoir toujours trop chaud et est vêtue d'un simple tee-shirt malgré le froid hivernal. Ses parents ont remarqué une grande instabilité de son humeur au cours d'une même journée et sont inquiets depuis qu'elle s'est mise à fumer plus d'un paquet de cigarettes par jour. Elle passe ses nuits devant son ordinateur car elle n'arrive pas à dormir. Elle est de plus en plus violente avec son petit frère âgé de 5 ans mais également avec ses camarades de classes avec lesquels les disputes sont de plus en plus fréquentes. Elle pense que sa famille la déteste et que son frère ne l'aime plus. Elle a eu une altercation, à cause d'un désaccord à propos de la publication d'un article, avec le comité de rédaction du journal de l'université qui lui a demandé sa démission. Suite à cet incident, elle se plaint de problèmes cardiaques à type de palpitations, de polypnée et de tremblements incontrôlables au niveau des mains. Elle n'arrive plus à suivre ses activités sportives car elle est trop fatiguée. Elle souffre fréquemment de conjonctivites.

Elle est hospitalisée par son médecin traitant pour un bilan, dans le service de médecine où vous travaillez comme infirmière de 7 h à 14 h.

Le médecin du service qui reçoit Marion note les éléments suivants :

- est très agitée, irritable, nerveuse et agressive ;
- tient des propos délirants, se sent persécutée ;
- présente une exophtalmie bilatérale associée à une rétractation palpébrale et une conjonctivite bilatérale ;
- tachycardie à 130 pulsations par minute accompagnée de palpitations et d'une polypnée modérée ;
- tremblements fins involontaires et permanents des doigts ;
- amaigrissement de 8 kg en quelques semaines malgré une polyphagie et une asthénie importante (elle a du mal à rester debout) ;

• transpire abondamment et se plaint d'épisodes de diarrhées répétés ;
• présente une spanioménorrhée ;
• à l'inspection, présente un goitre symétrique modéré, homogène, indolore, vasculaire, isolé, sans adénopathie.

Il demande les examens suivants :

• un bilan biologique :
  – dosage des hormones T3 (triiodothyronine) libre, T4 (thyroxine) : les deux dosages montrent une nette augmentation ;
  – dosage de la TSH (thyréostimuline) hypophysaire : le taux est effondré ;
  – dosage du cholestérol : le taux est en baisse ;
  – dosage des antirécepteurs à la TSH (ou Trab) : révèlent la présence élevée d'anticorps antirécepteurs de la thyroïde ;
• un bilan hépatique et un bilan lipidique : hausse modérée des transaminases, et baisse du cholestérol ;
• un examen ophtalmologique.

Le médecin pose le diagnostic d'hyperthyroïdie : maladie de Basedow, et prescrit le traitement suivant :
• repos au lit pendant quelques jours ;
• *Néomercazole* (antithyroïdien) : 10 comprimés à 5 mg par jour (ou 2,5 comprimés à 20 mg) ;
• surveillance de la NFS (numération formule sanguine) une fois par semaine ;
• *Avlocardyl* 40 mg (bêtabloquant) : 1 comprimé le matin (ou 1/2 comprimé matin et soir);
• surveillance de la pression artérielle et des pulsations 3 fois par jour ;
• *Lexomil* (anxiolytique) : 1 comprimé le matin, 1 à midi et 1 le soir ;
• *Triella* (œstroprogestatif) : 1 comprimé par jour à partir du 1er jour des règles en cures de 21 jours, avec arrêt de 7 jours entre chaque cure pour régulariser le cycle menstruel.

Les 3 premiers jours de son hospitalisation, Marion est très fatiguée et une aide-soignante l'aide à faire sa toilette. Elle ne quitte pas son lit et passe son temps devant la télévision ou à étudier ses cours. Elle est triste, parle très peu, pleure beaucoup et est repliée sur elle-même. Elle a expliqué à ses parents qu'elle craignait de ne pas pouvoir exercer le métier de pilote du fait de sa maladie et qu'elle n'osait pas poser de questions au personnel infirmier ou médical.

QUESTIONS

1. Relever dans la situation de Marion, avant son hospitalisation, au moins six signes évocateurs d'une hyperthyroïdie.

2. Choisir et classer, à l'aide du tableau ci-dessous, les signes cliniques suivants en les attribuant à la pathologie à laquelle ils correspondent :

1. « bosse du bison » au cou ;
2. arcades sourcilières proéminentes ;
3. ralentissement psychomoteur ;
4. mains « en battoir » ;
5. voix rauque ;
6. vergetures rouges et épaisses sur le ventre, les seins et les bras ;
7. crampes musculaires et paresthésies des extrémités ;
8. augmentation du volume de tous les organes ;
9. visage arrondi « en pleine lune » avec des paupières infiltrées ;
10. obésité facio-tronculaire.

Acromégalie	Hypothyroïdie	Syndrome de Cushing

3. Énoncer un diagnostic infirmier concernant Marion pour la journée du 30 janvier 2001.

4. Définir le terme « spanioménorrhée ». Citer les 4 phases du cycle menstruel de la femme en indiquant leur durée. Décrire brièvement l'action et le rôle de la sécrétion de progestérone au cours du cycle menstruel. Expliquer succinctement le mécanisme de l'apparition des règles.

5. Décrire le rôle infirmier auprès de Marion en ce qui concerne le traitement prescrit par le médecin.

6. Définir la maladie de Basedow puis le terme exophtalmie, et citer au moins 10 signes parmi les signes cliniques observables ainsi que les complications oculaires possibles de cette maladie.

7. Après avoir défini le terme « hormone », citer le nom des hormones thyroïdiennes et indiquer brièvement le mode de régulation de leur sécrétion.

CAS CONCRET N° 2 Corrigé

1. Questions de mémorisation-compréhension (questions 1, 2, 4, 6 et 7)

Le corrigé renvoie aux points 1 et 7 dans les « bons réflexes » du guide méthodologique, pages 5 et 11.

QUESTION 1 – *Hyperthyroïdie : signes évocateurs*

- « Depuis quelques mois elle est **très fatiguée** ».
- « A **beaucoup maigri** malgré une nette **augmentation de l'appétit** ».
- « Se plaint d'avoir toujours **trop chaud** ».
- « Une grande **instabilité de son humeur** au cours d'une même journée ».
- « Elle n'arrive pas à **dormir** ».
- « Elle est de plus en plus **violente** » ; « les **disputes** sont de plus en plus souvent répétées » ; « **une altercation**, suite à un désaccord ».
- « **Pense que sa famille la déteste** et que son frère **ne l'aime plus** ».
- « Elle se plaint de **problèmes cardiaques** à type de palpitations, de **polypnée** et de **tremblements incontrôlables** au niveau des mains ».
- « Elle souffre fréquemment de **conjonctivites** ».

Points clés

- Citer les éléments du texte.
- Grouper les signes qui sont liés entre eux : « elle est de plus en plus **violente** » ; « les disputes sont de plus en plus souvent **répétées** » ; « **une altercation**, suite à un désaccord » concernent tous l'agressivité.
- Choisir les signes parmi ceux qui sont évoqués avant la date de l'hospitalisation et non parmi ceux énoncés par le médecin lors de son examen.
- L'erreur serait d'interpréter les signes et de les expliquer, cela n'est pas demandé dans la question.
- Attention : dans ce genre de question, l'étudiant ne doit pas « réciter » tous les signes qu'il a appris en cours. Il doit donner une réponse adaptée au cas de la patiente.

QUESTION 2 – *Signes cliniques : classement*

Acromégalie	Hypothyroïdie	Syndrome de Cushing
2	3	1
4	5	6
8	7	10
	9	

Points clés

- Indiquer seulement le numéro du signe identifié dans chaque colonne, ce qui permet de gagner du temps.
- Respecter les consignes en présentant la réponse sous la forme du type de tableau proposé.
- Ces signes sont caractéristiques de la maladie qu'ils représentent.
- L'erreur serait de répondre au hasard. L'étudiant doit connaître les signes caractéristiques de chacune des pathologies prévalentes en endocrinologie.
- L'étudiant peut s'aider en commençant par répartir les signes cliniques qu'il connaît en fonction des trois pathologies proposées. Ce travail fait, il pourra les comparer aux signes cliniques listés par l'énoncé de la question et ainsi en faire leur classement.

QUESTION 4 – *Cycle menstruel*

Spanioménorrhée

C'est l'allongement des cycles et la raréfaction des règles.

Les quatre phases du cycle menstruel

	Phase	Durée
1	Folliculaire	variable : environ 14 jours
2	Ovulatoire	2 à 3 jours
3	Lutéale	10 jours
4	Menstruelle	3 à 5 jours

Progestérone

Elle est responsable des modifications des récepteurs, notamment utérins. Son action est indispensable à la nidation de l'ovule fécondé dans la muqueuse utérine.

Règles

Le corps jaune s'étant atrophié, cela entraîne l'arrêt des sécrétions hormonales ovariennes : œstrogènes et progestérone. Il se produit une nécrose et une élimination de la partie superficielle de l'endomètre. Cette desquamation de l'endomètre s'accompagne d'une hémorragie : les règles.

Points clés

- Pour plus de clarté dans l'exposé, reprendre l'intitulé de chaque partie de la question en y répondant.
- Présenter les quatre phases du cycle sous forme de tableau, ce qui permet de gagner du temps.
- Rester succinct et ne pas détailler les réponses.
- Citer le nom des hormones ovariennes.
- Pour ce type de question, une présentation des sécrétions hormonales sous forme de schémas est également possible.

L'important est de choisir une présentation synthétique.
• L'erreur serait d'expliciter le processus hormonal qui régit le cycle menstruel féminin, cela n'est pas demandé.

QUESTION 6 – *Maladie de Basedow : signes cliniques et complications oculaires*

C'est une maladie auto-immune, qui touche plus fréquemment les femmes. Elle se caractérise par une hypersécrétion des hormones, et elle est en rapport avec une stimulation permanente par les complexes immunitaires qui prennent la place de la TSH hypophysaire sur les récepteurs spécifiques.

Signes cliniques observables

• Signes d'hypermétabolisme : asthénie, amaigrissement global (graisse et muscles) rapide de plusieurs kilogrammes en quelques semaines malgré une conservation de l'appétit, thermophobie, transpiration excessive, soif, polyphagie ;
• signes oculaires : exophtalmie bilatérale et symétrique qui s'accompagne d'une rétractation de la paupière supérieure et d'une asynergie oculopapébrale (signe de De Graaf) ;
• signes digestifs : diarrhée, accélération du transit ;
• signes nerveux et musculaires : instabilité de l'humeur, nervosité, tremblement fin, permanent et involontaire des extrémités ;
• signes cardiaques : tachycardie permanente accompagnée de palpitations, dyspnée ;
• goitre diffus, homogène, mobile et vasculaire.

Exophtalmie

C'est une saillie du globe oculaire hors de l'orbite.

Complications oculaires possibles

Kératite, inocclusion des paupières ou paralysies oculomotrices.

Points clés

• Il s'agit d'une simple question de cours qui fait appel à la mémoire.
• Classer les signes cliniques par rubriques permet de présenter la réponse plus clairement.
• Se limiter à 10 signes pour respecter les consignes. Pour faciliter la recherche des signes, il est possible de lister l'ensemble des signes au brouillon, puis de choisir les signes prévalents.
• L'erreur serait d'expliquer le processus physiopathologique qui conduit aux complications oculaires.

QUESTION 7 – *Hormones thyroïdiennes*

Une hormone est une substance produite par une glande endocrine qui est transportée par le sang dans un autre organe ou dans un tissu où elle agit. Son action peut être excitatrice ou inhibitrice.

Hormones thyroïdiennes : T4 ou thyroxine et T3 ou triiodothyronine.

Mode de régulation : le système hypothalamo-hypophysaire assure la régulation de l'activité thyroïdienne. La TSH (thyréostimuline) hypophysaire stimule la glande thyroïde. Elle est déclenchée si le taux des hormones thyroïdiennes baisse dans le sang et freinée lorsque ce taux augmente.

Points clés

- La définition reprend les éléments essentiels de l'hormone et de son activité globale.
- Indiquer le nom en abrégé et en toutes lettres des hormones thyroïdiennes pour éviter toute confusion (ils sont cités dans le texte de présentation).
- Expliquer très succinctement le mode de régulation sans entrer dans le détail.
- L'erreur serait de détailler tout le processus de fabrication d'une hormone et de citer un exemple, ce qui ferait perdre du temps.
- Comme souvent dans un énoncé d'endocrinologie, les dosages hormonaux prescrits par le médecin servent à bâtir une question de mémorisation-compréhension. Il suffit à l'étudiant de faire une lecture attentive de l'énoncé pour retrouver les hormones dont il est question. C'est le cas ici : tous les éléments de la réponse sont présents dans le texte. Ne pas perdre de temps à mobiliser des connaissances, au risque de commettre des erreurs.

2. Questions d'analyse et de synthèse (questions 3 et 5)

Le corrigé renvoie aux « bons réflexes » dans le guide méthodologique, pages 4 à 14.

QUESTION 3 – *Diagnostic infirmier pour la journée du 30 janvier 2001*

Il existe plusieurs possibilités de réponses :

- « Risque d'atteinte à l'intégrité de la peau » ;
- « Incapacité partielle d'effectuer ses soins d'hygiène liée à une asthénie importante se manifestant par un besoin d'aide à la toilette » ;
- « Altération de la communication verbale liée aux répercussions fonctionnelles de sa maladie et se manifestant par un repli sur soi et par le fait qu'elle n'ose pas poser de questions au personnel de soins ».

Points clés

- L'étudiant à le choix entre plusieurs diagnostics. Il devra choisir celui qui lui semble le plus évident en fonction de la situation présentée.
- Choisir un diagnostic adapté correspondant bien à la journée du 30 janvier.
- L'erreur serait de formuler un diagnostic infirmier concernant un diagnostic médical comme l'anxiété, par exemple.
- Ne jamais oublier que, sauf précision dans l'énoncé de la question, un diagnostic infirmier doit toujours comprendre : intitulé du diagnostic + lié à (les causes) + se manifestant par (les signes observables du diagnostic infirmier).
- Quand la question est posée ainsi de façon globale, l'étudiant, face à la recherche d'un diagnostic infirmier, doit toujours penser à la possibilité :
  – de diagnostic infirmier réel : les signes cliniques observables sont présents et donc cités dans l'énoncé ;
  – de diagnostic infirmier potentiel : il s'identifie par l'analyse de la situation et les risques possibles associés. Ici, le diagnostic concernant le risque d'atteinte à l'intégrité de la peau est lié au fait que Marion reste couchée toute la journée sans bouger.
- Comme toujours l'identification des diagnostics infirmiers se fait par une lecture attentive de l'énoncé et en particulier de l'observation de la patiente.

QUESTION 5 – *Traitement prescrit : rôle infirmier*

	Actions et surveillances de l'infirmière		
Éléments de la prescription	**Administration du traitement**	**Surveillance de l'efficacité du traitement**	**Prévention et surveillance des effets secondaires**
Repos au lit pendant quelques jours.	Expliquer à Marion qu'elle doit se reposer.	Vérifier que Marion se repose et que ce repos lui est salutaire.	Placer un matelas anti-escarres dans le lit et prévoir des massages anti-escarres.
Néomercazole : 10 cp à 5 mg par jour ou 2,5 cp à 20 mg.	Administrer le traitement et en surveiller la prise. Expliquer à Marion que ce traitement est long, en plusieurs étapes : traitement d'attaque pendant 1 à 2 mois à fortes doses, puis traitement d'entretien d'environ 18 mois à doses dégressives.	Le traitement bloque la fabrication et la sécrétion des hormones thyroïdiennes. Indiquer à Marion que l'effet du traitement ne commence que 3 semaines après le début de la prise.	Il existe un risque de leucopénie et d'agranulocytose : surveillance, sur prescription médicale, de la NFS une fois par semaine. Risques digestifs : nausées, vomissements, épigastralgies, toxicité hépatique. Risque d'allergie cutanée.

Avlocardyl 40 mg : 1 cp le matin ou $^1/_2$ cp matin et soir.	Administrer le traitement et en surveiller la prise.	Vérifier la diminution ou la disparition des palpitations.	Risque de bradycardie, d'hypotension artérielle : surveillance du pouls et de la pression artérielle 3 fois par jour.
Lexomil : 1 cp le matin, 1 à midi et 1 le soir.	Administrer le traitement et en surveiller la prise. Expliquer à Marion les effets secondaires liés au traitement.	Diminution de l'anxiété et des troubles psychiques.	Risque d'une baisse de la vigilance, asthénie, ralentissement psychomoteur.
Triella : 1 cp par jour à partir du 1er jour des règles en cures de 21 jours, avec arrêt de 7 jours entre chaque cure.	Administrer le traitement et en surveiller la prise. Expliquer à Marion comment prendre le traitement. Lui conseiller de ne pas fumer pendant le traitement.	Œstroprogestatif utilisé pour régulariser le cycle menstruel.	Risques thromboemboliques.

Points clés

- Le rôle infirmier regroupe les actions et les surveillances infrmières.
- La présentation sous la forme d'un tableau clarifie la réponse et permet à l'étudiant de visualiser très rapidement l'ensemble de sa réponse.

Éléments de la prescription	Administration du traitement	Effets attendus	Effets indésirables
Ils sont listés par la lecture attentive des données médicales.	Modes d'applications. Points essentiels de l'information. Si besoin, descriptif succinct d'un acte infirmier particulier.	Comptabilisation et descriptifs.	Dépistage et prévention si possible.

- Les actions retenues découlent directement de l'analyse de la situation.
- Toujours envisager les différentes dimensions du soin infirmier (prévention, éducation, administration des traitements, surveillance de l'efficacité et des effets indésirables).
- L'erreur serait d'expliquer les actions concernant plus particulièrement le rôle propre de l'infirmière.

CAS CONCRET N° 3 — *Sujet*

Présentation globale, le samedi 10 février 2001 au matin

Madame M. est âgée de 69 ans, pèse 125 kg et mesure 1,55 m. Veuve depuis 7 ans, elle est retraitée agricole ; elle s'occupait d'une ferme avec son mari et est prise en charge par la Mutualité sociale et agricole sans avoir de mutuelle complémentaire de santé. Elle touche une petite pension de reversions de son mari. Elle participe à l'activité agricole de la ferme reprise par son fils et sa belle-fille et habite seule dans une grange aménagée en appartement à côté de la maison de son fils. Elle s'occupe du jardin potager, des plantations de rosiers et va vendre le samedi au marché les roses qu'elle a mis en bouquet. C'est une personne agréable, souriante, mais qui prend son diabète de type 2 (non insulino-dépendant) à la légère. Elle aime grignoter, est très gourmande, mange et boit beaucoup, et fume 1 paquet et demi de cigarettes de tabac blond par jour. Elle aime faire la fête avec ses amis du club du 3e âge. Sa belle-fille lui reproche souvent sa consommation exagérée d'alcool ; Mme M. affirme haut et fort qu'elle ne boit presque rien. De temps en temps, elle saute un repas si elle est très occupée. Elle ne suit pas régulièrement les régimes diabétique et hypocalorique qui lui ont été prescrits par son médecin traitant. Elle affirme « ne pas aimer voir les médecins et encore moins prendre des tas de médicaments ». Depuis la mort de son mari, elle se sent seule et ne s'entend pas très bien avec sa belle-fille. Du fait de ses rhumatismes, elle a des difficultés fonctionnelles pour réaliser correctement ses soins d'hygiène corporelle, elle se lave peu et de façon incomplète, son hygiène douteuse est souvent à l'origine des disputes avec sa belle-fille. Elle porte des lunettes pour voir de près et de loin et a du mal à lire car elle y voit flou.

Dans ses antécédents on peut relever les éléments suivants :

- hypertension artérielle ;
- éthylisme chronique ;
- tassement vertébral et ostéoporose ;
- plusieurs hospitalisations suite à des infections ORL ayant entraîné un déséquilibre du diabète ;
- plusieurs hospitalisations pour déséquilibre du diabète suite à des épisodes répétés d'imprégnations alcooliques ;
- plusieurs hypoglycémies sévères ayant entraîné une hospitalisation.

Elle est diabétique de type 2 (non insulino-dépendante) depuis une quinzaine d'années.

Son traitement actuel est le suivant :

- *Diamicron* (sulfamide) : 1 comprimé 3 fois par jour ;
- *Glucor* 100 mg (hypoglycémiant) : 1 comprimé 3 fois par jour ;
- *Glucophage* 850 (biguanide) : 2 comprimés par jour (matin et soir) ;
- *Phosphore Sandoz* 750 mg (phosphore) : 1 comprimé par jour en deux

prises matin et soir par cure d'une semaine en alternance avec du *Calciprat* 500 mg (calcium) : 2 comprimés par jour par cure de 3 semaines.
• *Visken* 5 (bêtabloquant) : 1 comprimé par jour ;
• *Efferalgan codéiné* (paracétamol) : 2 à 3 comprimés par jour à la demande.

Le 10 février 2001 à 7 h, elle a eu un malaise au marché sur son stand : elle a commencé à transpirer abondamment, a ressenti des palpitations, des troubles visuels, elle était très pâle et s'est mise à invectiver les passants de façon très agressive. Le responsable du stand à côté d'elle, qui sait qu'elle est diabétique, lui a préparé de l'eau sucrée qu'elle a refusée prétextant qu'elle allait très bien. Il a appelé le SAMU. Dès son arrivée, le médecin a réalisé une glycémie capillaire égale à 0,40 g/L (2,3 mmol/L) et lui a donné de l'eau sucrée. Puis elle a été transportée dans l'établissement de soins où vous êtes infirmière.

À son arrivée dans le service, le médecin qui l'examine et l'équipe de soins qui la prend en charge consignent les éléments suivants :

• glycémie capillaire : 0,70 g/L (3,5 mmol/L) ;
• pression artérielle : 12/6 mmHg ; pouls : 95/min ; température : 37,4 °C ;
• tenue vestimentaire et hygiène corporelle négligée ;
• se plaint de douleurs au niveau du dos et des jambes.

À l'examen clinique :

• obésité de type gynoïde ;
• mal perforant plantaire sous l'orteil du pied droit ; zones érythémateuses et prurigineuses entre les orteils ; pédiluve à réaliser tous les jours et faire le pansement chaque jour selon le protocole *Bétadine* du service ;
• claudication intermittente à la marche et hyporéflexivité des membres inférieurs.

Le médecin prescrit :

• reconduite du traitement prescrit par son médecin traitant et rajouter *Fungizone* lotion : 3 applications par jour pendant 15 jours entre les doigts de pied ;
• prévoir les examens et analyses suivants :
  – consultation ophtalmologique : fond d'œil avec angiographie à la fluorescéine (qui montre une rétinopathie et la présence de nombreux microanévrismes) ;
  – radiographie du pied (qui révèle la présence d'une ostéite au pied droit) ;
  – consultation dermatologique (le médecin consulté diagnostique une mycose interdigitale et prescrit *Fungizone* lotion : 3 applications par jour pendant 15 jours) ;
  – Doppler des membres inférieurs (qui montre une surcharge athéromateuse à droite) ;
  – surveillance de la pression artérielle et du pouls 3 fois par jour ;
  – bilan sanguin et urinaire : examen cytobactériologique des urines ; protéinurie des 24 h (résultat : 0,13 g/L) ; hémoglobine glycosylée

(résultat : 7 %) ; glycémie capillaire (résultat : 2,10 g/L soit 11,5 mmol/L) ;
- consultation avec la diététicienne pour mettre en place un régime diabétique hypocalorique à 1 500 calories par jour ;
- vérifier ses vaccinations.

Vous travaillez ce jour, dimanche 11 février 2001, en équipe A de 7 h à 14 h avec deux aides-soignantes et une étudiante en soins infirmiers de 3e année.

Vous prenez connaissance des transmissions de l'infirmière de nuit : « patiente très agitée, a peu dormi, a beaucoup fumé ».

Dans la matinée, l'aide-soignante vous communique les informations suivantes : « Mme M. a refusé son petit déjeuner, j'ai réussi à la persuader de prendre au moins un café, mais elle a refusé catégoriquement les tartines. Elle a réclamé plusieurs fois à manger durant la matinée. Elle a trouvé sa collation de 10 heures insuffisante. Elle a refusé de faire sa toilette prétextant qu'elle a pris une douche il y a deux jours. Elle a téléphoné à sa sœur pour qu'elle lui apporte des provisions ».

QUESTIONS

1. Classer chacun des signes suivants dans la colonne de la complication du diabète à laquelle il correspond (certains signes peuvent appartenir aux deux pathologies) : acétonurie = + + + ; pâleur ; sueurs ; polyphagie ; amaigrissement ; troubles du comportement (agressivité, désorientation, nervosité exagérée...) ; polyurie ; asthénie ; sensation de faim impérieuse ; vertiges ; tremblements ; polydipsie ; glycosurie = + + + ; vomissements ; nervosité.

Signes d'hypoglycémie	Signes d'hyperglycémie

2. Identifier les principaux facteurs constituant les causes internes et externes des lésions du pied et décrire leurs conséquences chez un patient diabétique. Citer les signes révélateurs des causes internes de lésions qu'il faudra rechercher et observer chez Mme M. afin de prévenir les complications.

3. Identifier le type de malaise présenté par Mme M. au marché en justifiant la réponse à partir de l'exposé de la situation. Lister les actions infirmières à effectuer si Mme M. refait un malaise identique dans le service.

4. Parmi les diagnostics infirmiers ci-dessous, choisir celui qui paraît correspondre le plus à la situation de Mme M. le 11 février 2001. Puis indiquer le ou les objectif(s) de soins qui en découlent :

- « Excès nutritionnel lié à un déséquilibre alimentaire et au fait qu'elle ne suit pas son régime hypocalorique se manifestant par un surpoids et un déséquilibre du diabète ».

– « Perturbation des interactions sociales liée à une mésentente entre elle et sa belle-fille se manifestant par des disputes fréquentes ».
– « Déni non constructif lié à son refus d'admettre son éthylisme se manifestant par une surconsommation de boissons alcoolisées ».
– « Stratégie d'adaptation individuelle inefficace liée à une incompréhension et à un refus des conséquences de sa pathologie se manifestant par un comportement alimentaire déséquilibré, un non respect des régimes alimentaires prescrits, une hygiène de vie inadaptée et une hygiène corporelle négligée ».

5. Définir le terme « obésité ». Indiquer la cause principale de l'obésité. Citer les mesures pratiques les plus utilisées pour évaluer l'obésité et la répartition indirecte des masses grasses. Calculer l'index de masse corporelle ou indice de Quételet pour Mme M.
6. Citer la (les) vaccination(s) à vérifier auprès de Mme M. et justifier la réponse.
7. Mme M. doit suivre un régime diabétique hypocalorique à 1 500 calories par jour. Vous participez avec la diététicienne à l'éducation alimentaire de celle-ci. Vous êtes chargée d'élaborer les objectifs nutritionnels pour Mme M. et de lui donner un certain nombre de conseils nutritionnels concernant : la répartition de l'alimentation au cours du nycthémère, la quantité (en pourcentage) des apports journaliers en nutriments, les groupes d'aliments à conseiller chaque jour et ceux qui sont déconseillés. Citer les objectifs nutritionnels et lister les recommandations à lui faire concernant ces différents points.

CAS CONCRET N° 3 — *Corrigé*

1. Questions de mémorisation-compréhension (questions 1, 2 et 5)

Le corrigé renvoie aux points 1 et 7 dans les « bons réflexes » du guide méthodologique, pages 5 et 11.

QUESTION 1 – *Complications du diabète : signes*

Signes d'hypoglycémie	Signes d'hyperglycémie
Pâleur Sueurs Troubles du comportement (agressivité, désorientation…) Asthénie Sensation de faim impérieuse Tremblements Vertiges Nervosité	Acétonurie = + + + Polyphagie Polyurie Polydipsie Amaigrissement Glycosurie = + + + Vomissements Asthénie

Points clés

- L'étudiant doit bien relire le texte avant de répondre à cette question, celui-ci contient les éléments qui l'aideront à identifier les signes de l'hypoglycémie décrits. Il doit connaître parfaitement les signes de l'hypoglycémie et de l'hyperglycémie.
- La présentation sous forme de tableau simplifie et clarifie la réponse attendue.
- L'erreur serait de ne pas classer tous les signes donnés par la question.
- Attention : une liste de termes fournie par l'énoncé peut apparaître comme une aide... Mais souvent, le fait de classer d'emblée ces termes peut perturber. Il est parfois plus simple de faire appel en premier lieu aux connaissances acquises sur l'hyper- et l'hypoglycémie, puis, pour compléter le tableau, de comparer ce travail aux éléments de réponse apportés par la question.

QUESTION 2 – *Lésions du pied : causes et conséquences*

Facteurs internes

L'atteinte vasculaire entraîne une diminution de la vascularisation du pied et provoque des lésions artéritiques à type de microangiopathies générant une atteinte des petits vaisseaux et à type de macroangiopathie provoquant des lésions des artères de moyen et de gros calibre.

L'atteinte neurologique à type de neuropathie provoque une diminution de la sensibilité, une hypotonie musculo-aponévrotique avec déformation du pied (points d'appui anormaux) qui entraînent des plaies neurotrophiques insensibles (type mal perforant plantaire).

L'infection est facilitée par la neuropathie qui empêche de détecter rapidement une plaie ou une lésion en raison de la perte ou de la diminution de la sensibilité du patient. Elle est aggravée par l'atteinte vasculaire qui entraîne une diminution du débit sanguin dans la zone infectée.

Facteurs externes

Le port de chaussures et/ou de chaussettes inadaptées entraîne un nombre important de lésions du pied par frottement, friction, écrasement, exagération de la cambrure, éraflure, macération...

Une mauvaise hygiène au niveau des pieds va favoriser les atteintes externes par macération et entretenir les infections locales en favorisant la prolifération microbienne.

Les petits traumatismes du pied peuvent générer des lésions et favoriser l'infection : coups, chocs, éraflures, brûlures, écorchures.

Signes à rechercher par l'infirmière chez MmeM.

Atteinte vasculaire	Atteinte neurologique	Atteinte infectieuse
Abolition des pouls. Pied cyanosé, froid. Claudication intermittente à la marche. Présence de plaies distales nécrotiques. Difficultés de cicatrisation.	Veines dilatées. Pied chaud, sec, parfois déformé. Hyperkératose aux points d'appui. Pied de Charcot. Insensibilité à la douleur.	Température. Localement : rougeur, chaleur, douleur. Chercher une porte d'entrée possible : lésion ou plaie, même minime.

Points clés

- L'étudiant doit expliquer de façon simple et rapide les différents facteurs, en distinguant chaque type (internes et externes).
- Décrire les conséquences de chaque facteur identifié succinctement : il s'agit ici des conséquences en général et non du cas particulier de la patiente.
- Citer les signes pouvant être observés sans les expliquer et les présenter sous la forme d'un tableau. Ceci permet à l'étudiant de gagner du temps et au correcteur de visualiser rapidement l'ensemble de la réponse.
- L'erreur serait :
  - de décrire les conseils à donner au patient diabétique en matière d'hygiène des pieds car cela n'est pas demandé ;
  - de décrire les conséquences des atteintes vasculaires ou neurologiques dans tout l'organisme car la question stipule seulement au niveau des pieds.
- Dans une question de ce type, où les premiers éléments de réponse induisent la suite de la réponse, l'étudiant doit toujours penser à une présentation sous forme de tableau, plus rapide et plus sûre. Nous proposons le tableau de réponse suivant :

Facteurs internes	Recherche et observation des signes
Atteinte vasculaire Atteinte neurologique Atteinte infectieuse	
Facteurs externes	**Recherche et observation des signes**
Chaussures Hygiène Traumatismes	

QUESTION 5 – ***Obésité : définition, cause principale, évaluation***

Obésité

L'obésité correspond à un excès de la masse grasse de l'organisme.

Cause principale : excès d'apport alimentaire par rapport aux besoins et aux dépenses énergétiques de l'organisme.
Mesures d'évaluation : recherche du rapport poids/taille (indice de masse corporelle).
Mesures d'évaluation de la répartition des masses grasses : mesure des plis cutanés (tricipital et abdominal) et recherche du rapport taille/hanches.
Indice de Quételet pour Mme M. : la formule de calcul de l'indice de masse corporelle (ou indice de Quételet) est : poids (en kg)/taille^2 (en m). Mme M. pèse 125 kg et mesure 1,55 m : $125/(1,55)^2 = 52$.

Points clés

- Reprendre l'intitulé de chaque partie de la question avant d'y répondre.
- La définition étymologique du mot n'est guère utile, il vaut mieux donner la définition scientifique.
- Pour la cause de l'obésité, choisir celle qui a été prouvée scientifiquement.
- Rappeler la formule avant de faire le calcul de l'indice.
- L'erreur serait :
  - de citer la densitométrie ou la mesure de l'eau totale qui sont des mesures directes et non indirectes de la masse grasse ;
  - d'expliquer l'indice de Quételet et de commenter le résultat obtenu. Cela n'est pas demandé dans la question.

2. Questions d'analyse et de synthèse (questions 3, 4, 6 et 7)

Le corrigé renvoie aux « bons réflexes » dans le guide méthodologique, pages 4 à 14.

QUESTION 3 – *Type de malaise de Mme M. et actions infirmières*

Mme M. a présenté un malaise hypoglycémique.
Justification :
- elle présente des signes d'hypoglycémie : « elle a commencé à transpirer abondamment », « a ressenti des palpitations », « des troubles visuels », « elle était très pâle et s'est mise à invectiver les passants de façon très agressive » ;
- sa glycémie capillaire dans l'ambulance était égale à 0,40 g/L (2,2 mmol/L), soit un taux inférieur à la normale qui indique une hypoglycémie ;
- à son arrivée Mme M. avait un taux de glycémie à 0,70 g/L (3,5 mmol/L) après avoir ingéré de l'eau sucrée, sa glycémie qui était très basse a remonté grâce à l'absorption de sucre, elle était donc bien en hypoglycémie.

Actions infirmières à effectuer face à un malaise hypoglycémique en service de soins :
- observer les signes et les identifier ;
- faire immédiatement une glycémie capillaire et, si le résultat confirme l'hypoglycémie, mettre en place les actions suivantes :

– si l'heure du repas est proche, lui apporter son plateau repas de suite en lui expliquant qu'elle doit impérativement tout manger (sucres rapides et sucres lents) et vérifier qu'elle le fait ;
– ou lui administrer par voie orale un sucre rapide (eau sucrée avec 3 ou 4 morceaux de sucre) et, dès qu'elle va mieux, lui apporter une collation de sucres lents (biscottes, pain, biscuit...) ;
– rechercher les causes probables du malaise, informer le médecin de l'incident et le consigner dans le dossier de la patiente.

Points clés

- L'étudiant peut présenter, pour faciliter la lecture, la deuxième partie de sa réponse sous la forme d'un tableau :

Signes de l'hypoglycémie	Justification

- Citer intégralement les éléments relevés dans le texte entre guillemets et analyser ceux concernant le malaise de la patiente afin de justifier l'hypoglycémie.
- Les actions infirmières concernent un malaise identique, donc sans perte de conscience, en service de soins.
- Associer toujours, dans le traitement de l'hypoglycémie, un sucre rapide et un sucre lent pour éviter un effet « rebond ».
- La recherche de la cause du malaise est une étape très importante et il faut le stipuler dans la réponse.
- L'erreur serait de proposer plusieurs types de traitements ambulatoires du malaise hypoglycémique en considérant les cas de perte ou de conservation de l'état de conscience. La réponse doit se situer en service de soins.
- Attention : le corrigé proposé ne cite pas de méthode d'évaluation de l'action entreprise. Dans ce cas, il s'agit bien évidemment de faire, à distance des actions mises en œuvre (apports de sucre), une deuxième glycémie capillaire afin de bien confirmer sa remontée. La seule constatation de la disparition des signes cliniques n'est pas suffisante.

QUESTION 4 – *Diagnostics infirmiers et objectifs de soins pour Mme M.*

« Excès nutritionnel lié à un déséquilibre alimentaire et à la non-observance de son régime hypocalorique, se manifestant par un surpoids et un déséquilibre du diabète »

Objectifs de soins : Mme M. devra être capable :

- de modérer son appétit et de gérer ses apports alimentaires après avoir participé à une formation personnalisée à l'éducation alimentaire avec l'équipe de soins du service et après une période d'adaptation à la formation d'une quinzaine de jours ;

• de verbaliser son ressenti par rapport à son régime alimentaire d'ici trois jours ;
• d'exprimer ses attentes, ses sentiments, ses craintes ou ses peurs par rapport à sa maladie et aux conséquences qui en découlent d'ici une semaine.

« Stratégie d'adaptation individuelle inefficace liée à une incompréhension et à un refus des conséquences de sa pathologie se manifestant par un comportement alimentaire déséquilibré, un non respect des régimes alimentaires prescrits, une hygiène de vie inadaptée et une hygiène corporelle négligée »

Objectifs de soins : Mme M. devra être capable :
• d'adopter un comportement alimentaire adapté en suivant correctement les régimes qui lui ont été prescrits après une période d'une dizaine de jours d'éducation alimentaire avec l'équipe de soins du service ;
• d'observer une hygiène corporelle quotidienne satisfaisante d'ici 5 jours après quelques entretiens d'éducation à l'hygiène avec l'équipe de soins ;
• de verbaliser son ressenti par rapport à sa maladie d'ici 5 jours aidée par des entretiens d'aide avec l'équipe de soins ;
• d'exprimer ses sentiments et de verbaliser son ressenti par rapport à son alcoolisme à moyen terme avec l'aide de l'équipe de soins.

Points clés

• Bien relire la situation avant de répondre à cette question.
• Les événements précédents le deuxième jour d'hospitalisation ne sont pas à prendre en compte, sauf s'ils ont un lien direct avec le diagnostic choisi.
• Les diagnostics les plus probables sont le diagnostic 1 et 5. Le 5 apparaît plus complet et mieux adapté, mais les deux correspondent à la situation de Mme M.
• L'erreur serait de choisir l'un des autres diagnostics infirmiers :
 – le 2 correspond à un diagnostic médical posé et pris en charge par un traitement spécifique (mal perforant plantaire et mycose interdigitale). De plus, il n'est pas prioritaire pour la date du 11 février ;
 – le 3 n'est pas prioritaire (le diagnostic est posé pour le 11 février) car l'étudiant ne dispose pas de suffisamment d'éléments pour pouvoir affirmer ce diagnostic ;
 – le 4 fait allusion à des événements concernant des faits antérieurs à son hospitalisation, et le problème de son alcoolisme ne s'est pas encore posé de façon formelle depuis son arrivée dans le service.

QUESTION 6 – *Vaccinations : vérification*

Le tétanos et la grippe sont les deux vaccinations à vérifier chez Mme M.
Le tétanos parce qu'elle travaille dans un jardin, cultive et vend des roses, ce qui l'expose à un risque accru de piqûre ou de souillure d'une plaie par de la terre ou des épines de roses et donc à une contamination par le tétanos.

La grippe car elle a 69 ans (vaccination conseillée aux personnes de plus de 60 ans), elle souffre de diabète (affaiblissement de ses défenses immunitaires) et a déjà été hospitalisée plusieurs fois pour des problèmes ORL ayant entraîné un déséquilibre du diabète. Il faut donc éviter qu'elle contracte la grippe car cette maladie pourrait lui être fatale.

Points clés

- L'étudiant ne doit retenir que le tétanos et la grippe qui sont en lien direct avec la situation présentée.
- La réponse à cette question peut être présentée sous la forme d'un tableau :

Vaccination	Justification
Le tétanos	
La grippe	

- L'erreur serait de citer tous les vaccins obligatoires en France : BCG, poliomyélite... Il s'agit d'une question d'analyse et de synthèse en fonction d'une situation bien précise exposée dans le texte présenté.

QUESTION 7 – *Régime diabétique hypocalorique : éducation alimentaire*

Objectifs nutritionnels

Ces objectifs consistent à :
- limiter les variations de la glycémie ;
- apporter une alimentation équilibrée en quantité et en qualité ;
- contrôler les apports glucidiques et lipidiques ;
- répartir l'alimentation au cours de la journée en fonction des activités prévues ;
- instaurer un apport alimentaire régulier et adapté aux goûts et aux habitudes de la patiente ;
- assurer les besoins nutritionnels quotidiens en minéraux, en vitamines et en eau.

Conseils nutritionnels

Ils consistent en :
- répartition de l'alimentation : lui conseiller au moins trois repas par jour (petit déjeuner, déjeuner et dîner) et au regard de ses habitudes alimentaires, inclure deux collations à 10 heures et à 16 h pour éviter les grignotages non contrôlés entre les repas. Il faudra bien lui expliquer qu'elle doit respecter les horaires et le fractionnement des repas ;
- apports journaliers en nutriments : 55 % de glucides, 30 à 35 % de lipides et 10 à 15 % de protides ;
- groupes d'aliments conseillés :

– viandes maigres, poissons, œufs, 1 à 2 fois par jour ;
– légumes et fruits frais à chaque repas ;

– produits laitiers allégés, sans sucre, à chaque repas ;
– féculents, légumes secs et produits céréaliers, 1 fois par jour ;
– matières grasses polyinsaturées (huiles végétales, d'olive) en quantité limitée ;
– fibres alimentaires pour accélérer le transit intestinal, ralentir la digestion des glucides et donner une impression de satiété ;
– boire de l'eau à volonté et au moins 1 litre et demi par jour ;
• groupes d'aliments déconseillés :
– matières grasses saturées (beurre, crème fraîche) ;
– aliments gras (charcuterie, viandes grasses, fromages au lait entier, oléagineux, biscuits apéritifs...) ;
– sucres rapides (confiseries, pâtisseries, miel, confiture, sodas, bonbons...). Mme M. pourra utiliser des édulcorants pour remplacer le sucre ;
– boissons alcoolisées et tabac. Il faudra tout particulièrement insister auprès de Mme M. sur le fait que la consommation abusive d'alcool et de tabac est défavorable à l'équilibre du diabète et accélère la survenue des complications : hyperviscosité sanguine (tabac) et comas hypoglycémiques (alcool).

Points clés

- L'étudiant doit suivre les directives qui lui sont données dans la question et décomposer chaque partie.
- Analyser la situation de Mme M. avant de poser les objectifs nutritionnels.
- Respecter la consigne en indiquant bien la quantité des nutriments en pourcentage.
- Introduire les conseils concernant l'alcool et le tabac car la patiente est directement concernée.
- Adapter les réponses aux habitudes de vie de la patiente et les Illustrer par quelques exemples.
- ⚠ L'erreur serait de composer un menu type, ce qui serait une perte de temps.
- ⚠ Le moyen le plus rapide pour trouver les objectifs nutritionnels de Mme M. est de partir des aspects négatifs de son régime actuel. Les objectifs vont consister à mettre en œuvre une amélioration. Par exemple ici : Mme M. mange de tout et n'importe quand. Objectifs : apporter une alimentation équilibrée en quantité et en qualité et la répartir au cours de la journée en fonction des activités prévues.
- ⚠ En ce qui concerne les conseils, l'étudiant doit suivre ceux qui sont indiqués dans le texte et les développer, et ne pas perdre de temps à en citer d'autres.

CAS CONCRET N° 4 — Sujet

Présentation globale, le 10 décembre 2000 au matin

Monsieur F. 48 ans, séparé de son épouse, vit maritalement avec une amie handicapée mentale qu'il a rencontré lors d'un séjour en hôpital psychiatrique où il était hospitalisé pour dépression nerveuse. Il est électricien automobile dans un garage. Il est en invalidité à 80 % depuis 6 ans à la suite d'un accident du travail. Il est diabétique insulino-dépendant depuis l'âge de 22 ans.

Il est pris en charge par la Sécurité sociale mais n'a pas de complémentaire de santé. Une assistante sociale gère ses affaires.

Il mesure 1,70 m et pèse 48 kg. Il vient de perdre 1,5 kg en une semaine. Chaque jour, il fume 20 cigarettes qu'il roule lui-même avec du tabac brun et boit plus de 3 litres de vin rouge. Il devrait suivre un régime sans sucre et sans graisses et prendre une collation à 10 heures et à 16 h. Mais il ne mange pas ou peu et de façon irrégulière, il ne respecte pas le régime prescrit. Il aime beaucoup lire des revues automobiles que son amie lui apporte chaque jour. Il regarde souvent la télévision, surtout le sport. Il présente une tenue vestimentaire très négligée et une mauvaise hygiène corporelle. Il est triste et parle peu, il est abattu, renfermé sur lui-même, pleure souvent. Il se fait beaucoup de souci pour le devenir de sa compagne, il dit d'elle : « Elle n'est pas capable de vivre sans moi, elle devra retourner à l'hôpital s'il m'arrive malheur et je ne le veux pas, je lui ai promis de la protéger. »

Dans ces antécédents, on peut relever :

- éthylisme chronique ;
- traumatisme de la colonne vertébrale ;
- ulcère gastroduodénal ;
- polynévrite ;
- hypothyroïdie consécutive à une thyroïdectomie subtotale en octobre 2000.

Il est hospitalisé le 8 décembre 2000 à 8 h, dans l'unité de médecine où vous êtes infirmière pour un bilan, suite à une altération de son état général.

Il présente à l'entrée :

- une asthénie importante ;
- une température à 37,7 °C ;
- une pression artérielle à 10/6 mmHg ;
- un pouls à 115/min ;
- une anorexie ;
- des douleurs dans l'hypochondre droit ;
- un amaigrissement important ;
- des vomissements et des nausées ;
- un syndrome dépressif.

Le médecin qui l'examine demande les examens suivants :

• une radio pulmonaire, un abdomen sans préparation et une échographie abdominale ;
• un scanner abdominal (qui met en évidence une pancréatite aiguë) ;
• un bilan sanguin : dont glycémie (4 g/L, soit 22 mmol/L) et hémoglobine glycosylée (15 %) ;
• un bilan urinaire : dont acétonurie (= +) et glycosurie (= +++, soit > 15 g/L).

Il prescrit le traitement suivant :

• *Augmentin* (antibiotique) : 1 g dans 50 mL de chloruré isotonique en perfusion IV pendant 30 min à 8 h et à 18 h ;
• *Flagyl* (antibiotique) : 500 mg en flacon de 100 mL en perfusion IV pendant 30 min toutes les 8 h à partir de 9 h ;
• *Insulatard* (insuline semi-lente) ; 10 UI à 7 h et à 19 h en injection sous-cutanée à la seringue ;
• *Fraxiparine* 3075 UI Axa/ (héparine de bas poids moléculaire) : 0,3 mL en sous-cutané à 20 h ;
• *Lévothyrox* (hormone thyroïdienne) : 1 comprimé à 100 µg le matin à jeun ;
• *Anafranil* 75 mg (antidépresseur) : 1 comprimé au coucher ;
• *Doliprane* : 1 comprimé de 500 mg toutes les 4 h ;
• *Vitamines B1 B6 B12* : 1 comprimé matin et soir ;
• glycémies capillaires 3 fois par jour, avant les repas ;
• analyse d'urines (acétonurie et glycosurie) 1 fois par jour ;
• régime diabétique et sans graisse avec deux collations d'1 boite de *Rénutryl 500* (concentré hyperprotéiné) à 10 heures et à 16 h.

Le 10 décembre 2000, les aides-soignantes, qui aident M. F. à réaliser ses soins d'hygiène, vous transmettent les informations suivantes : « M. F. présente une ulcération sous le gros orteil du pied gauche ; on dirait que cela suinte légèrement mais il ne ressent aucune douleur. » Vous constatez la présence d'une plaque d'hyperkératose autour de l'ulcération qui suinte et est indolore à la palpation.

QUESTIONS

1. Citer les buts des examens suivants : glycémies capillaires et hémoglobine glycosylée.
2. Calculer le débit des perfusions d'*Augmentin* et de *Flagyl* et les programmer sur 24 h à partir de 6 h du matin le 9 décembre 2000. Pour cet exercice, faire apparaître la totalité des calculs.
3. Indiquer en les justifiant les éléments de surveillance et les actions infirmières correspondantes concernant le traitement anticoagulant de M. F.
4. Expliquer en argumentant la réponse les conditions particulières de la technique d'injection de l'insuline en sous-cutané à M. F.

5. Expliquer les processus physiologiques de régulation de la glycémie au niveau du foie et du pancréas en décrivant les actions de l'insuline et du glucagon.
6. Énoncer le type de pathologie du pied que semble présenter M. F. Citer parmi les autres types de complications chroniques du diabète celles qui sont dues à une microangiopathie diabétique. Indiquer les règles de base concernant l'hygiène des pieds chez un patient diabétique.
7. Énoncer les actions et la surveillance infirmière en lien avec la prescription de *Lévothyrox*.
8. L'équipe de soins a retenu pour M. F. les diagnostics infirmiers suivants :
   – « Incapacité partielle de se laver et d'effectuer ses soins d'hygiène » ;
   – « Risque d'atteinte à l'intégrité de la peau » ;
   – « Altération de la communication verbale ».

Pour chacun de ces diagnostics, proposer une ou plusieurs actions de soins infirmiers.

9. Programmer l'ensemble des soins concernant M. F. de 7 h à 15 h pour la journée du 9 décembre 2000. Présenter la programmation sous la forme d'un tableau.

CAS CONCRET N° 4 *Corrigé*

Les questions se décomposent en deux catégories.

QUESTIONS DE MÉMORISATION-COMPRÉHENSION (QUESTIONS 1, 2, 3, 4, 5, 6, ET 7)

Le corrigé renvoie aux points 1 et 7 « des bons réflexes » du guide méthodologique, page 5 et 11.

QUESTION 1 – *Glycémies capillaires et hémoglobine glycosylée : buts*

Glycémies capillaires : elles permettent de mesurer le taux de la glycémie afin de surveiller et d'adapter le traitement des diabétiques par l'insulinothérapie et de dépister et de traiter une hypoglycémie.

Hémoglobine glycosylée : elle reflète la moyenne des glycémies sur les 2 à 3 derniers mois précédant le contrôle, ce qui permet au médecin de vérifier l'équilibre du diabète durant cette période.

Points clés

- Les buts sont listés de façon claire et succinte sans commentaires.
- La réponse peut-être présentée sous la forme d'un tableau :

Examens	Buts

- Ce sont des examens courants que l'étudiant(e) doit connaître.
- Il ne faut pas expliquer les buts mais seulement les lister.
- De même, il ne faut pas décrire la réalisation de ces examens.

QUESTION 2 – *Calcul de débit*

Prescription du médecin

Augmentin (antibiotique) : 1 g dans 50 mL de chloruré isotonique en perfusion IV pendant 30 min à 8 h et à 18 h.
Flagyl (antibiotique) : 500 mg en flacon de 100 mL en perfusion IV pendant 30 min toutes les 8 h à partir de 9 h.
Perfusion d'*Augmentin* : 50 mL pendant 30 min. Sachant que 1 mL = 20 gouttes, on peut appliquer la formule suivante :
quantité à perfuser x 20/30 min = 50 x 20/30 = 1 000/30 = 33,33 gouttes/min, soit 32 gouttes/min.
La première perfusion sera posée de 8 h à 8 h 30 et la seconde de 18 h à 18 h 30 le 9 décembre 2000.
Perfusion de *Flagyl* : 100 mL pendant 30 min, soit :
quantité à perfuser x 20/30 min = 100 x 20/30 = 2 000/30 = 66,66 gouttes/min, soit 67 gouttes/min.
Le premier flacon sera passé de 9 h à 9 h 30, le second, 8 h plus tard de 17 h à 17 h 30, le 9 décembre 2000, et le troisième 8 h après, de 1 h à 1 h 30, le 10 décembre 2000.

Points clés

- Reprendre la prescription pour plus de clarté.
- Rappeler la règle de base sur laquelle reposent les calculs.
- Faire apparaître les calculs, uniquement si la question le demande.
- L'erreur serait de ne pas noter le résultat intermédiaire avant d'arrondir le nombre de gouttes et de ne pas préciser les dates d'administration des différents flacons.

QUESTION 3 – *Traitement anticoagulant : éléments de surveillance et actions infirmières*

Le médecin a prescrit pour M. F. : *Fraxiparine* 3075 UI Axa/ (héparine de bas poids moléculaire) : 0,3 mL en sous-cutané à 20 h. Le dosage nous montre qu'il s'agit d'un traitement préventif du risque thromboembolique.

Les éléments de surveillance portent :
• sur l'administration du traitement afin d'éviter le risque infectieux et le risque hémorragique : l'infirmière doit respecter le protocole de la technique d'injection en sous-cutané (antisepsie, surveillance du point de ponction) ;
• sur l'efficacité du traitement et de son innocuité (absence d'effets indésirables) :
– par l'observation clinique de l'infirmière : la *Fraxiparine* est injectée pour prévenir la thrombose veineuse profonde, elle doit donc vérifier l'absence de signes révélateurs d'une thrombose veineuse profonde chez M. F. par l'observation des mollets : douleur (à la dorsiflexion du pied, signe de Homans), paresthésies, œdème, chaleur, rougeur, disparition du ballottement et par l'observation de la température et des pulsations (recherche d'une dissociation : température subnormale et pouls élevé) ;
– par la surveillance biologique sur prescription médicale : la mesure de l'activité anti-Xa permet d'apprécier la sensibilité individuelle (efficacité thérapeutique entre 0,35 et 0,45 UI/mL) ; dans le cas d'une administration à visée préventive, cette mesure n'est pas systématique. La numération plaquettaire doit être également mesurée car il existe un risque de thrombopénie pendant le traitement. L'infirmière effectuera, sur prescription médicale, les prélèvements sanguins et communiquera les résultats au médecin ;
– par la recherche des effets secondaires indésirables : observation clinique de l'infirmière qui recherchera chez M. F. l'absence de signes d'hémorragie (hématomes, épistaxis, gingivorragies…)

Points clés

• Reprendre les éléments de la prescription pour plus de clarté.
• Quand l'étudiant propose une action du rôle prescrit, toujours préciser « sur prescription médicale ».
• Classer les éléments de réponse par rubrique, cela évite d'en oublier.
• « Justifier » signifie ici qu'il faut indiquer le but de la surveillance et des actions entreprises.
• Associer les actions infirmières à chaque élément de surveillance et le détailler.
• On ne demande pas d'expliciter les techniques de soins correspondant aux actions infirmières mais de les citer en les justifiant.
• Il s'agit d'une question type concernant les connaissances médicamenteuses que doit maîtriser une infirmière. Même si la formulation de la question est différente, il s'agit bien de citer l'ensemble des actions et des connaissances relatives à un traitement prescrit : connaissance du médicament, modes d'application, effets attendus, effets indésirables, etc. Pour gagner du temps et être exhaustif, nous proposons à l'étudiant une méthodologie de réflexion qu'il peut appliquer dans ce cas :

→

Nom du médicament et famille d'appartenance	Mode d'administration (énoncer les grands principes liés à l'administration)	Effets attendus et repérage	Effets indésirables et surveillance

QUESTION 4 – *Injection d'insuline en sous-cutané : technique*

L'injection d'insuline se fait après avoir vérifié la prescription et mesuré la glycémie capillaire. Se laver les mains, et injecter l'insuline, 40 min avant la prise du repas, en sous-cutané sur une peau saine et propre sans antisepsie préalable.

L'insuline *Insulatard* pour injection à la seringue se présente en flacon de 10 mL dosé à 100 UI/mL. Toujours vérifier le dosage et l'adapter au type de seringue utilisé avant toute injection. Contrôler la date de péremption et vérifier la qualité du produit. L'insuline *Insulatard* est une insuline lente se présentant sous la forme d'un liquide trouble qui doit être homogénéisé avant utilisation. Plus l'insuline a une température élevée et plus elle est rapidement absorbée ; il est donc recommandé de conserver à température ambiante le flacon en cours d'utilisation et de mettre au réfrigérateur les stocks de flacons en réserve.

Les sites d'injection possibles sont : les cuisses, le ventre, le haut des bras, les épaules, les fesses et les hanches. Il faut changer de site à chaque injection pour éviter les déformations de la peau (lipodystrophies ou lipoatrophies) dues à des injections répétées au même endroit qui entraînent une mauvaise résorption de l'insuline et peuvent ainsi contribuer au déséquilibre du diabète.

L'injection doit se faire perpendiculairement à la peau en enfonçant l'aiguille jusqu'à la garde pour bien piquer dans le tissu sous-cutané.

Il faut noter sur le carnet du patient et/ou sur son dossier, l'heure, la quantité administrée et le type d'insuline employé afin de suivre l'évolution de la maladie et d'adapter les doses d'insuline.

On termine le soin en éliminant les déchets (aiguille et seringue) dans un container à déchets contaminés et en rangeant le matériel utilisé.

Points clés

- Décrire la technique de l'injection mais également les conditions de réalisation et les précautions particulières.
- Présenter l'insuline et personnaliser la réponse en citant celle utilisée par le patient.
- Citer la mesure de la glycémie capillaire car elle fait partie des préalables obligatoires.
- L'erreur aurait été :
  - de lister le matériel utilisé ;
  - de décrire les étapes préalables (glycémie capillaire) ;
  - d'expliquer le mode et les délais d'action de l'insuline : on demande seulement la technique d'injection.

QUESTION 5 – *Processus physiologiques de régulation de la glycémie au niveau du foie et du pancréas*

Les sécrétions d'insuline et de glucagon sont étroitement liées à la concentration en glucose du plasma sanguin. Le pancréas ajuste sa sécrétion de l'une ou l'autre hormone au taux de glucose plasmatique afin de maintenir un taux de glycémie stable.

Le foie contribue à la régulation de la glycémie en générant du glucose à partir du glycogène ou en transformant les acides aminés et les acides gras en glucose. Il déverse directement ce glucose dans le sang. Le foie peut également absorber, pour le stocker, le glucose du sang circulant en le transformant en glycogène.

Si la glycémie est élevée :

• il y stimulation de la libération d'insuline par les cellules bêta des îlots de Langerhans du pancréas ;

• l'insuline stimule l'absorption du glucose par les cellules de l'organisme et la fabrication de glycogène par le foie à partir du glucose sanguin entraînant la baisse du glucose dans le sang circulant ; le foie transforme le glucose en glycogène pour pouvoir le stocker, cette opération porte le nom de glycogénogenèse. L'insuline est donc une hormone hypoglycémiante.

Si la glycémie est basse :

• il y a stimulation de la libération de glucagon par les cellules alpha des îlots de Langerhans du pancréas ;

• le glucagon stimule, au niveau du foie, la transformation du glycogène en glucose (cette opération porte le nom de glycogénolyse) qui est déversé dans le sang circulant permettant ainsi au taux de la glycémie de remonter. Le glucagon est donc une hormone hyperglycémiante.

Points clés

- Pour plus de clarté, séparer les deux actions de régulation.
- Bien stipuler l'action des deux hormones et décrire le rôle du pancréas et du foie.
- Préciser les éléments anatomiques concernés par la libération des deux hormones.
- Citer les opérations de glycogénogenèse et de glycogénolyse.
- L'erreur aurait été d'expliquer les autres modes de régulation de la glycémie (actions de l'adrénaline, de l'aldostérone, intervention du complexe hypothalamo-hypophysaire...).
- Comme toujours dans une question de connaissances, une réponse sous forme de tableau permet de gagner en clarté et évite les oublis. Nous en présentons ci-dessous un modèle, les intitulés des colonnes étant fourni par les données même de la question.

Régulation de la glycémie	
Au niveau du foie	
Au niveau du pancréas	
Modes d'actions du glucagon	
Modes d'action de l'insuline	

QUESTION 6 – *Pied diabétique*

Type de pathologie : mal perforant plantaire.

Autres types de complications chroniques dues à une microangiopathie diabétique :

- rétinopathie ;
- néphropathie ;
- neuropathies (mononévrite, polynévrites, amyotrophie ou neuropathie végétative).

Règles de base concernant l'hygiène des pieds :

- laver les pieds tous les jours avec de l'eau tiède ;
- vérifier la température de l'eau avec un thermomètre (36 °C maximum) ;
- utiliser un savon neutre non irritant ;
- ne jamais laisser tremper les pieds plus de 5 min ;
- ne jamais utiliser de vessie de glace ou de bouillotte ;
- laver en douceur sans irriter la peau en insistant bien entre les orteils ;
- ne jamais utiliser de brosse ou de gants de crin ou tout produit irritant ou agressif ;
- rincer soigneusement en contrôlant la température de l'eau ;
- sécher minutieusement par tamponnement et en insistant entre les orteils ;
- couper les ongles au carré et limer avec une lime en carton les bords, ne pas utiliser d'objets pouvant blesser les pieds (ciseaux pointus, pinces coupantes, limes métalliques...) ;
- changer de chaussettes tous les jours et utiliser des chaussettes en coton ;
- ne jamais marcher pieds nus ;

• porter des chaussures adaptées, souples et légères, en cuir avec une semelle antidérapante pas trop épaisse : éviter les bottes en caoutchouc qui font macérer et contribuent au développement des mycoses, les sandales en plastique ;
• entretenir les chaussures, les vérifier (intégrité de l'intérieur) et les laisser « respirer » régulièrement (en changeant de chaussure un jour sur deux) ;
• examiner attentivement ses pieds tous les jours (apparition de rougeurs, de callosités, de plaie...) ;
• désinfecter et soigner toute plaie au niveau des pieds et la montrer au médecin traitant ;
• vérifier que la vaccination contre le tétanos est à jour ;
• consulter un pédicure-podologue au moins une fois par an et plus si besoin.

Points clés

• Distinguer les trois volets de la question et les traiter l'un après l'autre pour plus de clarté.
• Citer simplement le type de pathologie et les complications.
• Décrire les modalités du pédiluve sans omettre les conseils concernant les soins des pieds.
• Évoquer la vaccination antitétanique.
• L'erreur serait d'expliquer les pathologies du pied, cela n'est pas demandé.
• C'est une question fréquemment posée en endocrinologie. Pour y répondre, il faut faire preuve de bon sens (lister toutes les possibilités de traumatismes du pied et les moyens de les éviter), elle comporte de nombreux éléments qui ont tous leur importance.

QUESTION 7 – *Lévothyrox : actions et surveillance infirmières*

La question 7 est mixte, elle comporte à la fois des aspects de mémorisation-compréhension et d'analyse et de synthèse.

Actions et surveillance

Administrer le médicament à M. F. le matin à jeun et contrôler la prise.
Surveiller l'efficacité du traitement et son innocuité, de même que l'apparition d'éventuels signes d'hyperthyroïdie : tachycardie, insomnie, excitabilité (instabilité de l'humeur), céphalées, hyperthermie, sueurs, diarrhée, amaigrissement rapide.
Informer le patient et vérifier qu'il a bien compris comment prendre et surveiller son traitement ainsi que la nécessité de le prendre à vie.

Points clés

- Citer les actions et les modes de surveillance.
- Décrire les différentes dimensions du soin infirmier (préventive, éducative et curative).
- Comme pour la question 3, il s'agit de décrire l'ensemble des connaissances liées à une prescription médicamenteuse. L'étudiant suivra la même méthodologie de réflexion que celle déjà présentée :

Nom du médicament et famille d'appartenance	Mode d'administration (énoncer les grands principes liés à l'administration)	Effets attendus et repérage	Effets indésirables et surveillance

Questions d'analyse et de synthèse (questions 8 et 9)

QUESTION 8 – *Diagnostics infirmiers et propositions d'actions de soins infirmiers*

« Incapacité partielle de se laver et d'effectuer seul ses soins d'hygiène et risque d'atteinte à l'intégrité de la peau »

Le personnel de soins :

- réalisera la toilette au lit, car M. F. est très fatigué, en le faisant participer en fonction de ses possibilités et en valorisant tout acte d'entretien corporel ;
- proposera à M. F. de se laver les dents après chaque repas en lui mettant à portée de main le matériel nécessaire ;
- effectuera la réfection du lit plusieurs fois par jour afin de maintenir la literie sèche et sans plis ;
- changera le linge de corps chaque fois que cela sera nécessaire pour éviter la macération ;
- devra prévoir une petite toilette chaque fois que M. F. ira sur le bassin afin d'éviter toute macération et de lui permettre de se maintenir propre ;
- expliquera à M. F. l'importance de la mobilisation dans le lit et lui montrera les différentes positions qu'il pourra adopter en vérifiant qu'il change bien de position régulièrement dans la journée et en l'incitant à le faire ;
- aidera M. F. à s'installer confortablement en le calant avec des oreillers ;
- fera régulièrement, au cours de la journée, à M. F., des massages doux au niveau de tous les points d'appui afin de prévenir la formation d'escarres ;
- prévoira en fonction de l'état de M. F. une démarche éducative sur les gestes de la vie quotidienne au niveau de l'hygiène corporelle et de l'hygiène des pieds ;

• notera, sur le dossier de soins, ses observations, les progrès réalisés par M. F. et son degré de participation aux soins.

« Altération de la communication verbale »

Le personnel de soins :

• adoptera une attitude d'écoute bienveillante et attentive à l'égard de M. F. et l'incitera à exprimer ses attentes, ses sentiments, ses craintes ou ses peurs par rapport à son hospitalisation et/ou à sa maladie ;

• développera un climat de confiance et de compréhension sans porter de jugement ni de critiques à l'égard du patient ;

• maintiendra avec le patient des échanges verbaux ;

• notera et transmettra ses observations dans le dossier de soins et à l'équipe.

Points clés

• Les actions infirmières sont énoncées de façon exhaustive.

• Reprendre les intitulés des diagnostics posés pour plus de clarté.

• Regrouper les deux premiers diagnostics qui font appel à des actions complémentaires.

• Ne pas oublier le lavage des dents : il fait partie intégrante des soins d'hygiène et de propreté.

• Personnaliser la réponse en l'adaptant à la situation présentée.

• L'erreur serait de décrire les modalités d'évaluation des actions mises en place, ceci n'est pas demandé.

• Nous rappelons qu'un diagnostic infirmier s'associe toujours à un ou des objectifs de soins, puis à des actions de soins (relevant du rôle propre) qui doivent permettre d'atteindre les objectifs (évaluation à définir) et donc de résoudre le problème :

Diagnostic infirmier	Objectifs de soins liés au diagnostic	Actions de soins	Modes d'évaluation

• Cette question ne demandait que les actions, il faut donc s'en tenir là.

• Pour le descriptif des actions infirmières : celles-ci ne doivent porter que sur le rôle propre infirmier. Elles sont directement attachées à la résolution du problème cité dans le diagnostic infirmier. Ainsi dans cet exemple : « Incapacité partielle de se laver et d'effectuer seul ses soins d'hygiène » fait appel à toutes les actions infirmières d'aide et de suppléance à la toilette et aux soins d'hygiène.

• Attention à ne pas oublier toutes les composantes d'un soin (suppléance), mais aussi composante éducative, de prévention, etc.

QUESTION 9 – *Programmation des soins de 7 h à 15 h*

Horaires	Soins	Réalisé par
7 h	Contrôle de la glycémie capillaire.	IDE ou EI 2e année
7 h 15	Administration de 1 comprimé de *Lévothyrox* à 100 µg à jeun. Injection d'insuline *Insulatard* 10 UI en sous-cutané.	IDE ou EI 2e année
7 h 45	Distribution du petit déjeuner « régime diabétique et sans graisse ». Administration du traitement *per os* : 1 comprimé de *Vitamines B1 B6 B12* et 1 comprimé de 500 mg de *Doliprane*.	AS IDE ou EI 2e année
8 h	Pose de la perfusion : *Augmentin* 1 g dans 50 mL de chloruré isotonique en perfusion IV en 30 min au débit de 32 gouttes/min (assurer une surveillance de la perfusion).	IDE ou EI 2e année
8 h 30	Prise des constantes : pouls, TA, température. Stop perfusion d'*Augmentin*.	IDE ou EI 2e année
9 h	Pose de la perfusion : *Flagyl* 500 mg en flacon de 100 mL en perfusion IV en 30 min au débit de 67 gouttes/min (assurer une surveillance de la perfusion).	IDE ou EI 2e année
9 h 15	Aide à la toilette et au brossage des dents. Prévention d'escarres.	AS et EI 1re année
9 h 30	Stop perfusion de *Flagyl*.	IDE ou EI 2e année
10 h	Collation : 1 boîte de *Rénutryl 500*.	IDE ou EI
11 h	Analyse d'urines : acétonurie et glycosurie. Réfection du lit et prévention d'escarres.	IDE ou EI 1re année AS et EI 1re année
11 h 45	Vérifier le changement de position. Administration du traitement *per os* :	AS et EI 1re année
	1 comprimé de 500 mg de *Doliprane*. Contrôle de la glycémie capillaire.	IDE ou EI 2e année
12 h	Distribution du déjeuner « régime diabétique et sans graisse ».	AS et EI
14 h	Réfection du lit et prévention d'escarres. Vérifier le changement de position.	AS et EI 1re année AS et EI 1re année
15 h	Démarche éducative concernant les soins d'hygiène des pieds.	IDE ou EI 2e année

Points clés

- Utiliser la présentation sous forme de tableau qui vous est proposée.
- Faire figurer l'ensemble des soins infirmiers : ceux du rôle propre et ceux du rôle prescrit.
- Indiquer clairement le nom des produits médicamenteux, le dosage administré et le débit des perfusions.
- Signaler, avant de commencer le tableau, les besoins de communication identifiés. Ils seront présents à l'occasion de chaque soin, il n'est donc pas nécessaire de le stipuler pour chaque heure.
- Penser à la surveillance des perfusions.
- L'erreur serait :
  - de lister des actions qui ne sont pas clairement induites par la situation. Les actions doivent découler de l'analyse ou des indications du texte ;
  - d'attribuer des soins prescrits à l'aide-soignant.
- Cette question ne doit demander à l'étudiant qu'un travail de mise en forme (de planification) :
  - des éléments listés par l'énoncé du cas concret ;
  - des éléments que l'étudiant a déjà présentés, et notamment les soins infirmiers qu'il a décrits pour prendre en charge les diagnostics infirmiers de la question 8.
- Pour compléter le tableau plus facilement et sans rien omettre, procéder ainsi :
  - construire un tableau à 3 colonnes : horaires, soins, qualification de la personne pratiquant le soin ;
  - les plages horaires doivent couvrir le temps de prise en charge souhaité par la question (ici de 7 h à 15 h) ;
  - commencer toujours par remplir le tableau avec le rôle prescrit infirmier (ceci se fait par une simple relecture de l'énoncé et en particulier du traitement médical prescrit). Attention à toujours respecter les horaires des traitements si ceux-ci ont été indiqués dans le texte (c'est le cas ici) ;
  - puis reprendre les éléments de réponses (ici principalement les actions infirmières de la question 8) en les répartissant de façon logique sur la journée. Mais attention, ne pas tenter de les mettre toutes, par exemple le pédiluve à 15 h. Signaler alors celles qui sont absentes du tableau en expliquant pourquoi.

CAS CONCRET N° 5 • ANNALES — Sujet[10]

Dans les cas concrets n° 5 et 6 (pages 82 à 98), nous proposons à l'étudiant deux sujets corrigés directement issus des annales du DE infirmier du CEFIEC parues aux éditions Masson. Ils sont présentés tels qu'ils apparaissent dans les annales. De plus, les corrigés sont commentés grâce à la rubrique ***Point clé****, qui propose les conseils/astuces pour répondre au mieux et indique les pièges à éviter et les dangers pour le patient.*

Monsieur P, 40 ans, célibataire, agent technique dans une entreprise, est hospitalisé depuis une semaine pour troubles dépressifs. Il est diabétique insulino-dépendant avec hypertension artérielle. Son diabète était jusqu'ici stabilisé.

Ses troubles ont débuté il y a un mois, suite au décès de son beau-frère auquel il était particulièrement lié.

À son arrivée, il se désintéressait complètement de ce qui l'entourait, se repliait dans sa chambre, s'alimentait peu et acceptait difficilement son traitement.

Le traitement prescrit par le médecin du service est le suivant :

- prise en charge psychothérapique ;
- *Lexomil 6 mg* (bromazépam) : 1/4 de comprimé matin et midi, 1 comprimé le soir ;
- *Surmontil 100 mg* : 1 comprimé le soir ;
- *Insuline semi-lente* en sous-cutané *profil* : 30 unités matin, 23 unités soir ;
- régime à 230 g d'hydrate de carbone hyposodé ;
- glycémie capillaire : 3 fois par jour.

Sous l'effet du traitement psychothérapique, l'état de M. P. s'améliore.

Le bilan annuel de suivi diabétique est réalisé ce jour. Il comporte :

- urée ;
- glycémie à jeun et postprandiale ;
- ECBU ;
- ionogramme sanguin ;
- créatinine ;
- cholestérol ;
- triglycérides ;
- microalbuminurie ;
- FO ;

10. Ce cas concret n°5 est extrait du *Diplôme d'État d'infirmier. Cas concrets*, par le CEFIEC. Masson, Paris, 1997. Sujet de Guadeloupe, 1997, cas concret n° 2, page 112.

- angiographie à la fluorescéine ;
- ECG ;
- Doppler des membres inférieurs.

QUESTIONS

1. Justifier le traitement prescrit à M. P. (5 points)
2. Justifier l'intérêt de la glycémie capillaire 3 fois par jour. (1 point)
3. Quel est le but des examens prescrits pour le suivi diabétique ? (6 points)
4. Quels sont les éléments du texte qui peuvent :
   – entraîner un déséquilibre du diabète chez M. P. ?
   – rendre possible une action éducative ? (4 points)
5. Organiser les soins pour M. P. (4,5 points)

CAS CONCRET N° 5 • ANNALES — Corrigé[11]

1. Questions de mémorisation-compréhension (questions 1, 2, et 3)

Le corrigé renvoie aux « bons réflexes » dans le guide méthodologique, pages 4 à 14.

QUESTION 1 – *Traitement prescrit*

Justification :

- *Lexomil 6 mg* (bromazépam) : 1/4 de comprimé matin et midi, 1 comprimé le soir, anxiolytique prescrit dans les cas d'anxiété réactionnelle, donc tout à fait indiqué chez M. P. ;
- *Surmontil 100 mg :* 1 comprimé le soir, antidépresseur indiqué dans les états dépressifs et dans les états anxieux ;
- *Insuline semi-lente* en sous-cutané *profil* 30 unités matin, 23 unités soir : c'est une hormone hypoglycémiante qui facilite la pénétration du glucose dans les cellules ; participe à l'anabolisme protéique ; agit en favorisant le stockage des glucides sous la forme de graisses. L'insuline semi-lente est compatible avec une vie professionnelle (2 fois par jour) donc indiquée dans le cas de M. P. ;
- régime à 230 g d'hydrate de carbone hyposodé qui permet une diminution de l'apport de sucres rapides du fait de l'absence de réponse pancréatique, d'éviter un apport intempestif de sucre en répartissant les repas dans la journée, de limiter l'apport en sel à cause de l'hypertension artérielle de M. P.

11. Le texte du corrigé est directement issu des corrections fournie par le CEFIEC. Il correspond donc aux exigences des correcteurs de ce cas concret.

Points clés

- La prise en charge psychothérapique n'est pas envisagée ici mais elle fait partie également du traitement prescrit.
- La glycémie capillaire faisant l'objet d'une autre question, il n'est pas nécessaire de l'inclure ici.
- Reprendre chaque élément du traitement avant de le commenter.
- La réponse concernant le régime pourrait être développée. Exemple : « le régime à 230 g d'hydrate de carbone permet de contrôler l'apport des glucides et d'éviter des variations importantes de la glycémie au cours de la journée (trous et pics glycémiques) ; le but essentiel est que l'alimentation soit apportée régulièrement et répartie dans la journée en contrôlant les apports en sucres rapides et en sucres lents. Le régime hyposodé permet généralement d'abaisser la tension artérielle ».
- La réponse peut également être présentée sous la forme d'un tableau :

Traitement prescrit	Justification
Lexomil 6 mg (bromazépam) : 1/4 comprimé matin et midi, 1 comprimé le soir.	Médicament anxiolytique prescrit dans les cas d'anxiété réactionnelle, donc tout à fait indiqué chez M. P.

- L'erreur serait de décliner les modalités de surveillance du traitement ou ses effets secondaires, ce qui serait une perte de temps.

QUESTION 2 – *Glycémie capillaire 3 fois par jour : intérêt*

Estimer la glycémie.
Adapter les doses d'insuline en fonction des résultats de la glycémie.

Points clés

- Décliner l'intérêt thérapeutique de la surveillance de la glycémie capillaire. Ici la réponse est très brève. On aurait pu décrire davantage l'intérêt de la glycémie capillaire. Exemple : « on réalise une glycémie capillaire 3 fois par jour pour estimer le taux de la glycémie au cours de la journée afin de noter les variations et permettre au médecin de réajuster et d'adapter les doses d'insuline administrées, de dépister et de traiter une hypoglycémie. La glycémie à jeun teste l'insuline de la veille au soir pour adapter le traitement le soir suivant, la glycémie de midi et du soir testent respectivement les insulines du matin et de midi, cela permettra de modifier le traitement le lendemain matin. »
- L'erreur serait d'expliquer la technique de la glycémie capillaire. Cela n'est pas demandé dans la question.

QUESTION 3 – *Suivi diabétique : but des examens prescrits*

Examens prescrits :
- dépister les complications dégénératives du diabète ;
- urée : dépister une insuffisance rénale ;
- glycémie à jeun et postprandiale : ajuster le traitement et le régime ;
- ECBU : dépister une infection urinaire car le diabète favorise une diminution de l'immunité avec risque accru d'infection ; celle-ci étant un facteur favorisant du déséquilibre du diabète ;
- ionogramme sanguin : rechercher une acidose ;
- créatinine : évaluer la fonction d'épuration du rein ;
- cholestérol et triglycérides : évaluer le retentissement sur le foie ;
- microalbuminurie : vérifier l'intégrité du filtre rénal ;
- FO : évaluer l'état vasculaire de l'œil et dépister une rétinopathie ;
- angiographie à la fluorescéine : évaluer l'état vasculaire de l'œil après injection de produit opaque aux rayons X ;
- ECG : dépister des complications cardiaques ;
- Doppler des membres inférieurs : étudier la vitesse et la liberté de circulation sanguine dans les vaisseaux car le diabète provoque des artériopathies.

Points clés

- Indiquer l'objectif global en premier lieu, puis reprendre chaque examen dans l'ordre de la prescription (cela permet de ne rien oublier) en indiquant ses buts.
- Cette réponse peut être présentée sous la forme d'un tableau :

Examen prescrit	Buts de cet examen
Urée	Dépister une insuffisance rénale

- L'erreur serait d'expliquer en détail chaque examen ou de justifier sa prescription. Cela n'est pas demandé.

2. Questions d'analyse et de synthèse (questions 4 et 5)

QUESTION 4

Éléments en faveur d'un déséquilibre du diabète de M. P. :
- désintérêt pour son environnement ;
- s'alimente peu et boit peu.

Éléments en faveur d'une action éducative : amélioration de l'état mental de M. P. suite à sa prise en charge psychothérapique qui le rendra accessible à une démarche éducative.

Points clés

- Relever dans le texte les manifestations qui vont entraîner un déséquilibre du diabète et les éléments qui montrent que l'équipe de soins va pouvoir proposer une démarche éducative à M. P.
- Il est préférable de citer les éléments du texte entre guillemets, ce qui permet au correcteur de distinguer la réponse de l'étudiant de ce qui est extrait du texte.
- On aurait pu ajouter, dans les éléments pouvant entraîner un déséquilibre du diabète, le repli sur soi de M. P. (cette attitude va entraver la communication avec l'équipe de soins).
- L'erreur serait de décrire en quoi consiste un déséquilibre diabétique ou les objectifs et les modalités d'une action de démarche éducative. Cela n'est pas demandé.
- Comme toujours dans ce genre de question très ciblé sur le rôle propre infirmier, les éléments de réponse sont à rechercher dans les observations faites par l'équipe, plus que dans les prescriptions médicales.

QUESTION 5 – *Organisations des soins pour M. P.*

Horaires	Soins	Soignants
6 h	Transmissions orales et lecture du dossier de soins.	ET, IDE et AS
6 h 30	Visite à M. P. Prise des constantes (TA, pouls, température).	ET
7 h	Glycémie capillaire.	IDE et ET
7 h 30	Prise des médicaments : insuline semi-lente, profil 30 unités et *Lexomil* 6 mg : 1/4 de cp. Petit déjeuner (stimuler le patient).	ET
8 h 30	Toilette (contrôle et réfection du lit).	AS et ET
9 h 30	Activités à visée sociothérapique.	IDE
10 h	Collation.	AS
10 h 30	Conduire M. P. à l'ECG.	AS
12 h	Glycémie capillaire. Prise des médicaments : *Lexomil* 6 mg : 1/4 de cp. Déjeuner (stimuler le patient).	IDE et ET IDE et ET
13 h	Installer le patient pour la sieste.	ET
13 h 30	Transmission écrite et orale.	IDE, AS et ET

Points clés

- On demande à l'étudiant de rédiger un plan de soins. Pour répondre à cette question, il doit faire la synthèse des actions infirmières relevant à la fois du rôle propre et du rôle prescrit et effectuer un travail de mise en forme des éléments identifiés.
- Présenter la réponse sous forme de tableau clarifie la programmation.
- Il est préférable d'indiquer clairement le nom des médicaments, la voie d'administration et le dosage suivant la prescription médicale.
- Pour planifier les soins et les actions infirmières, le cas concret indique toujours les horaires de travail dans le service. Sauf si on précise une tranche horaire particulière, l'étudiant doit se référer à celle-ci.
- Pour la programmation des repas, il est intéressant de préciser le ou les régimes prescrits.
- La rubrique « transmissions écrites et orales » n'est pas demandé systématiquement car il s'agit d'actions générales concernant tous les patients, chaque jour. L'étudiant doit se référer aux modèles de planification qu'il a travaillés dans son IFSI.
- Dans cet exemple, le bilan prescrit « ce jour » n'est pas repris dans la programmation des soins. Il semble pourtant que ces différents examens doivent être consignés et planifiés.
- Attention : pour remplir ce tableau avec plus de facilité et ne rien oublier, on peut procéder de la façon suivante :
  - un tableau à 3 colonnes : horaires, noms des soins et leur description, qualification de la personne faisant le soin ;
  - les horaires du tableau doivent permettre de couvrir le temps de prise en charge souhaité par la question (ici de 6 h à 13 h 30) ;
  - commencer toujours par remplir le tableau avec le rôle prescrit infirmier (ceci se fait par une simple relecture de l'énoncé et en particulier du traitement médical prescrit). Attention à toujours respecter les horaires des traitements si ceux-ci ont été indiqués dans le texte (c'est le cas ici) ;
  - puis reprendre les éléments de réponses en les répartissant de façon logique sur la journée.
- Pour décrire le rôle propre infirmier, l'étudiant doit toujours penser à toutes les dimensions de son travail (éducatif, curatif, préventif, etc.). Il trouvera les premiers éléments de réponse dans le texte, et ne doit jamais oublier la prise en charge des soins d'hygiène et des actes de la vie quotidienne.

CAS CONCRET N° 6 • ANNALES — Sujet[12]

Madame X., 69 ans, 1,55 m, 60 kg, est retraitée du régime général depuis 9 ans. Elle a une fille de 44 ans, déficiente mentale, qui vit en institution psychiatrique, perçoit une allocation adulte handicapé et est sous tutelle.

Mme X. habite un pavillon dans la banlieue d'une grande ville qu'elle a acheté avec son mari pour leur retraite. Auparavant, ils habitaient un appartement en ville.

Il y a 16 mois, M. X. est mort subitement. Mme X. vit très mal ce décès. Elle se retrouve seule dans une banlieue où elle dit ne s'être jamais habituée, où elle se sent isolée. Sa nièce vient la voir régulièrement. Elle trouve sa tante de plus en plus amaigrie, triste, souvent en larmes, fatiguée.

Très inquiète de retrouver sa tante alitée à 11 h du matin, lasse, ne voulant pas s'alimenter, la nièce appelle le médecin traitant.

Mme X. qui est diabétique insulino-dépendante depuis 15 ans traitée par insuline lente, a fait son injection ce matin. Sa glycémie capillaire pratiquée à son domicile montre une hypoglycémie à 0,60 g/L. Étant donné le contexte psychologique, le médecin décide une hospitalisation à l'hôpital général après qu'elle ait pris une collation.

Vous accueillez Mme X. dans le service de médecine générale à 12 h. Au cours de l'entretien, elle parle lentement, a du mal à articuler, est triste, abattue. Elle dit être ennuyée de causer tant de tracas à tout le monde. Elle dit être fatiguée : « J'ai du mal à faire ma toilette, je ne peux plus faire mon ménage ». Elle n'a pas d'appétit, elle a perdu 7 kg en 5 mois. Elle dort beaucoup et dit avoir l'estomac noué. Lorsqu'elle évoque son mari, elle pleure, dit ne pas supporter son absence. Elle a été heureuse avec lui pendant 45 ans : « Quand j'étais jeune, j'étais mal dans ma peau. Avec lui, j'avais trouvé un équilibre, il me gâtait beaucoup, je vivais dans un cocon ». Elle ajoute : « Je n'ai pas toujours été patiente avec lui, je lui ai souvent reproché d'avoir acheté ce pavillon, il adorait son jardin. J'ai certainement été mauvaise avec lui ».
Bien que ralentie, Mme X. a une bonne mémoire. Elle est bien orientée dans le temps et dans l'espace.

Vous réalisez le bilan sanguin :

- NFS (numération formule sanguine) ;
- ionogramme ;
- VS (vitesse de sédimentation) ;
- urée ;
- créatinine ;
- glycémie.

Une consultation psychiatrique est alors demandée en début d'après-midi à l'issu de laquelle le diagnostic de dépression réactionnelle est posé.

12. Ce cas concret n°6 est extrait du *Diplôme d'État d'infirmier. Cas concrets*, par le CEFIEC. Masson, Paris, 1995. Sujet de Basse Normandie, 1995, cas concret n°1, page 258.

Le traitement suivant est mis en place :

• *Lysanxia* 40 mg (anxiolytique) : 1/2 comprimé le matin, 1/2 comprimé le soir ;
• *Vivalan* 100 mg (1 ampoule = 100 mg = 5 mL) (antidépresseur) : 250 mg dans 250 mL de glucosé 5 % en 3 h pendant 10 jours l'après-midi ;
• *Rapitard* (insuline lente) : 30 UI une injection le matin ;
• contrôle glycémie capillaire matin, midi et soir ;
• analyse d'urines (sucre, acétone) matin, midi et soir ;
• régime diabétique 1 800 calories ;
• surveillance des paramètres (pouls, tension artérielle, température 1 fois par jour par l'équipe) ;
• bilan ophtalmologique : fond d'œil.

QUESTIONS

1. Expliquer le rôle de l'insuline dans le métabolisme des glucides. (1,5 point)

2. Expliquer la physiologie-pathologie de l'hypoglycémie de Mme X. (1,5 point)

3. Définir le fond d'œil et donner ses objectifs pour le cas de Mme X. (1 point)

4. Parmi ces actions, relever celles inscrites à l'article 3 du décret du 15 mars 1993 relatif aux actes professionnels et à l'exercice infirmier. (Reporter les bonnes réponses en se servant des lettres.) (4 points)

a) Surveillance de l'hygiène et de l'équilibre alimentaire.

b) Vérification de la prise des médicaments et de leurs effets.

c) Administration des médicaments.

d) Mise en place et ablation d'un cathéter court ou d'une aiguille pour perfusion dans une veine superficielle des membres ou dans une veine épicrânienne.

e) Surveillance des cathéters courts : veineux, artériels, épicrâniens.

f) Recueil de données biologiques obtenues par les techniques à lecture instantanée suivantes :
– urine : glycosurie, acétonurie, protéinurie, recherche de sang, pH ;
– sang : glycémie, acétonémie.

g) Relation d'aide thérapeutique.

h) Entretien individuel à visée psychothérapeutique.

5. Citer l'organisme qui décide de l'attribution de l'allocation adulte handicapé et celui qui assure son paiement (ne pas utiliser de sigles). (2 points)

6. Expliquer les conséquences de la mise sous tutelle. (2 points)

7. Calculer le nombre de mL de *Vivalan* dont vous aurez besoin pour la préparation de la perfusion. Calculer le débit en goutte/minute de la perfusion (faire apparaître le raisonnement). (2 points)

8. Expliquer les deux comportements essentiels dans la relation d'aide thérapeutique selon la théorie rogérienne. (4 points)

9. a) Le diabète insulino-dépendant fait partie de la liste des affections de longue durée : vrai ou faux ? (1 point)

b) Mme X. paiera le ticket modérateur des frais d'hospitalisation : vrai ou faux ? (1 point)

c) Elle sera prise en charge à 100 % par sa caisse d'assurance maladie : vrai ou faux ? (1 point)

d) La prise en charge à 100 % inclut le forfait journalier si la personne n'a pas de mutuelle : vrai ou faux ? (1 point).

10. Citer les quatre complications à long terme, de différentes natures, d'un diabète insulino-dépendant. (2 points)

11. Citer les éléments dosés dans l'ionogramme sanguin. (1 point)

12. Dégager la sémiologie qui a permis d'établir le diagnostic de dépression réactionnelle en vous aidant de vos connaissances théoriques et en les justifiant par les éléments du texte. (8 points)

13. Annoncer les actions de soins et de surveillance mises en œuvre pour la prise en charge de Mme X. au cours de sa première journée d'hospitalisation. (9 points)

14. Compléter le diagnostic infirmier « Perturbation situationnelle de l'estime de soi » en formulant les causes et les signes qui ont permis de l'établir. (3 points)

15. Énoncer les objectifs et les actions de soins pour Mme X. en regard de ce diagnostic infirmier. (5 points)

16 La nièce se propose de prendre Mme X. chez elle à la sortie. En vue de cette sortie, vous entreprenez auprès de la nièce la démarche éducative relative au diabète insulino-dépendant. Élaborer les objectifs et les actions de soins infirmiers. (10 points)

17. Au cours de la première nuit d'hospitalisation, la voisine sonne, trouvant que Mme X. geint. Elle se plaint de douleurs thoraciques, elle est anxieuse. À partir de ces éléments, dégager les problèmes possibles de Mme X. Énoncer les objectifs et les actions de soins infirmiers à mettre en place. (5 points).

CAS CONCRET N° 6 • ANNALES

Corrigé[13]

1. Questions de mémorisation-compréhension (questions 1 à 11)

QUESTION 1 – *Rôle de l'insuline dans le métabolisme des glucides*

L'insuline abaisse le taux de sucre sanguin par différents mécanismes :
– favorise la pénétration du glucose à l'intérieur des cellules, au niveau du muscle et du tissu adipeux ;
– favorise le stockage du glucose sous forme de glycogène dans les cellules, en particulier au niveau du foie, des muscles, du tissu adipeux ;
– inhibe la fabrication du glucose à partir des lipides ou des protides, surtout dans le foie.
Par ces phénomènes, elle maintient constant le taux de la glycémie.

Points clés

- Présenter clairement la réponse en décrivant le rôle, en général et en particulier, au niveau de l'organisme (cellules, muscles, tissu adipeux, foie).
- L'erreur serait d'expliquer le rôle de l'insuline dans le métabolime des acides aminés ou dans le métabolisme lipidique. La question précise bien dans le métabolisme des glucides, il faut suivre cette consigne.

QUESTION 2 – *Physiologie-pathologie de l'hypoglycémie de Mme X.*

L'apport d'insuline, avec une alimentation insuffisante, permet la pénétration du sucre dans la cellule mais il n'y a pas d'apport de glucose dans le sang.

Points clés

- La réponse attendue est une réponse succincte à partir de mots clés (gain de temps) concernant les étapes de la physiologie-pathologie de l'hypoglycémie.
- L'erreur serait d'expliquer l'hypoglycémie en général, sans adapter la réponse au cas particulier de Mme X. qui depuis quelque temps ne s'alimente plus et continue malgré tout à faire ses injections d'insuline.

13. Le texte du corrigé est directement issu des corrections fournie par le CEFIEC. Il correspond donc aux exigences des correcteurs de ce cas concret.

QUESTION 3 – *Fond d'œil*

Examen endoscopique de la rétine permettant d'observer les vaisseaux (artères et veines) et de détecter des micro-anévrismes, complications du diabète, stade 1.

Points clés

- La réponse doit être succincte et précise.
- L'erreur serait d'indiquer les objectifs en général du fond d'œil et de décrire la méthode de réalisation de cet examen.

QUESTION 4 – *Actions inscrites à l'article 3 du décret du 15 mars 1993 relatif aux actes professionnels et à l'exercice infirmier*

Réponses : a), b), e), f) et g).

Points clés

- L'étudiant doit bien connaître le décret de compétence qui régit la vie professionnelle de l'infirmière. Il doit pouvoir distinguer clairement les actes du rôle propre qu'il peut déléguer (cela concerne certains actes du rôle propre listés à l'article 3 du décret) de ceux qu'il ne peut déléguer car ils appartiennent au rôle prescrit de l'infirmière.
- L'erreur serait de répondre sans connaître le contenu du décret professionnel.

QUESTION 5 – *Allocation adulte handicapé*

Organisme décidant de son attribution : Commission technique d'orientation et de reclassement professionnel.
Organisme assurant son paiement : caisse d'allocations familiales

Points clés

- Apporter une réponse brève et succincte.
- L'étudiant peut reprendre chaque élément de la question avant d'y apporter sa réponse ; ce qui évite d'inverser les réponses et de donner une réponse fausse.
- L'erreur serait de ne pas respecter la consigne et d'utiliser des sigles.

QUESTION 6 – *Mise sous tutelle : conséquences*

La tutelle entraîne une incapacité civile totale avec nomination d'un tuteur par le juge. La personne perd aussi ses droits civiques et politiques.
Les actes personnels ne sont donc possibles (mariage, testament, donation) qu'après assentiment du conseil de famille.

Points clés

- Reprendre les éléments essentiels (mots clés) décrivant les conséquences de la mise sous tutelle en restant bref et précis.
- L'erreur serait de réciter tout le cours sur la tutelle ou de donner la définition de la tutelle avant d'en expliquer les conséquences.

QUESTION 7 – *Calcul de débit*

La prescription de *Vivalan* est de 250 mg.
1 ampoule = 100 mg = 5 mL
250 mg = x mL
Pour la prescription, il faut :
250 mg x 5 mL/100 mg = 12,5 mL de *Vivalan* dans 250 mL de *glucosé* à 5 %.
On ajoute le produit *Vivalan* à raison de 12,5 mL ; à passer = 262,5 mL de glucosé + *Vivalan*.
Le débit en gouttes/min : (250 mL + 12,5 mL) x 20/3 x 60 = **29,16 gouttes**.
Soit 29 gouttes par défaut ou 30 gouttes par excès.

Points clés

- Utiliser les indications données dans le libellé de la question.
- Reprendre la prescription pour plus de clarté.
- L'erreur serait :
  – de ne pas noter le résultat intermédiaire avant d'arrondir le nombre de gouttes ;
  – de ne pas faire apparaître le raisonnement sur la copie.

QUESTION 8 – *Relation d'aide thérapeutique selon la théorie rogérienne*

Comportement empathique : c'est la faculté intuitive de pouvoir se mettre à la place du soigné, de percevoir ce qu'il ressent sans laisser s'exprimer des émotions personnelles.
Comportement authentique (congruent) : le soigné doit percevoir que le soignant l'écoute, le comprend, cherche à lui venir en aide.

Points clés

- Citer chaque type de comportement avant de l'expliquer et se référer au cours sur le sujet.
- L'erreur serait :
  – de citer les deux types de comportement sans les expliquer ;
  – de définir ce qu'est la relation d'aide thérapeutique.

QUESTION 9 – *Prise en charge*

a) Vrai.
b) Faux.
c) Vrai.
d) Faux.

Points clés

- Les modalités de prise en charge sont importantes à connaître. C'est en effet à l'infirmière que le patient s'adresse le plus souvent pour obtenir un renseignement concernant sa prise en charge.

QUESTION 10 – *Diabète insulino-dépendant : complications à long terme*

Complications vasculaires :
• angiopathies (petits vaisseaux) ;
• œil : rétinopathie ;
• angiopathies (gros vaisseaux) ;
• IDM si associé à hypercholestérolémie ;
Complications nerveuses : neuropathies diabétiques, membres inférieurs (crampes).
Infections urinaires, cutanées.
Complications rénales.

Points clés
- Lister uniquement les complications à long terme.
- Illustrer chaque type de complication d'exemples représentatifs.
- L'erreur serait :
  – d'expliquer en détail chacune des quatre complications ;
  – de lister toutes les complications à court et long terme.

QUESTION 11 – *Ionogramme sanguin : éléments dosés*

Chlore, sodium, potassium, protides, réserve alcaline ou bicarbonate.

Points clés
- Lister les différents types d'analyse contenus dans un ionogramme sanguin sans les décrire.
- L'erreur serait d'expliquer en quoi consiste un ionogramme et de décrire en détail le but de chaque type d'analyse.

2. Questions d'analyse et de synthèse (questions 12 à 17)

QUESTION 12 – *Dépression réactionnelle*

Facteur déclenchant : décès du mari dont elle n'a pas fait le deuil ; changement d'habitation.
Troubles alimentaires : elle est amaigrie, elle a perdu 7 kg en 5 mois ; ne veut plus s'alimenter.
Troubles du sommeil : elle dort beaucoup (hypersomnie).
Asthénie : elle est très fatiguée, abattue, lasse.
Ralentissement psychomoteur : elle parle lentement, a du mal à articuler. Elle dit avoir du mal à faire sa toilette, son ménage ; ralentie.
Humeur dépressive : elle est triste, souvent en larmes ; elle pleure lorsqu'elle évoque son mari.
Sentiment d'indignité et de culpabilité : elle pense avoir été mauvaise avec son mari.
Anxiété : elle a l'estomac noué.

Points clés

- Dans ce type de question, il est très important de partir des connaissances acquises en cours (les signes de la dépression réactionnelle), de les lister, puis de rechercher dans le texte les éléments qui peuvent s'y rattacher (ceux concernant Mme X.).
- L'étudiant peut présenter sa réponse sous la forme d'un tableau :

Sémiologie de la dépression réactionnelle	Justification chez le patient
Troubles alimentaires	Elle est amaigrie, elle a perdu 7 kg en 5 mois ; ne veut plus s'alimenter.

- L'erreur serait de ne pas corréler les signes avec les manifestations relevées chez Mme X.

QUESTION 13 – *Prise en charge de Mme X.*

L'accueil : présentation rapide de la chambre, de la voisine ; proposer le téléphone, la télévision ; être chaleureuse ; compléter l'accueil après la prise du repas.

Repas : proposer un repas : jus d'orange en attendant le repas, puis féculent, viande et dessert pour le repas de midi.

Bilan sanguin : prescrit.

Surveillance : glycémie capillaire, urines, poids, malaises hypo- et hyperglycémiques, TA, température, pouls.

Mise en place de la feuille de température, du dossier de soins avec recueil de données.

Surveillance de la perfusion d'antidépresseur : point de perfusion, débit, tension artérielle, apparition de nausées, gastralgies, somnolence.

Surveillance de l'humeur, du risque suicidaire.

Points clés

- Il faut toujours personnaliser une surveillance infirmière en fonction des traitements établis, tenir compte des besoins fondamentaux du patient et de sa situation à l'entrée dans le service.
- Les actions infirmières présentées doivent être ciblées en fonction des traitements prescrits par le médecin (rôle prescrit) et du rôle propre de l'infirmière.
- L'erreur serait de limiter la réponse aux actions du rôle prescrit ou à celles du rôle propre sans traiter les deux.
- Il est plus fonctionnel dans une question type « plan de soins » de toujours commencer par décrire le rôle prescrit (relecture des prescriptions médicales citées dans le texte). La description du rôle propre se fait ensuite, soit grâce aux éléments de l'énoncé, soit par déduction logique. Exemple : le patient est très faible, l'infirmière pensera à citer l'aide à la réalisation des soins d'hygiène.

QUESTION 14 – *Diagnostic infirmier*

« Perturbation situationnelle de l'estime de soi »

Liée :
- au décès du mari ;
- au changement de domicile.

Se manifestant par un état dépressif.

Points clés

- L'étudiant doit formuler le diagnostic infirmier complet avant d'inscrire sa réponse limitée à la cause et aux manifestations du problème.
- Relire le texte en recherchant les éléments en faveur du diagnostic posé en préalable avant de répondre. Le choix d'un diagnostic infirmier demande une lecture attentive des données, mais les éléments indiquant ce choix sont toujours présents dans le texte.
- On aurait pu affiner la réponse en ajoutant entre parenthèses les manifestations plus précises de l'état dépressif de Mme X. : « amaigrie, a perdu 7 kg en 5 mois, ne veut plus s'alimenter, dort beaucoup, est très fatiguée, abattue, lasse, parle lentement, a du mal à articuler. Elle dit avoir du mal à faire sa toilette, son ménage, est triste, souvent en larmes, pleure lorsqu'elle évoque son mari, pense avoir été mauvaise avec son mari, a l'estomac noué ». La rubrique « se manifestant par… » permet de personnaliser le diagnostic infirmier.
- ⚠ L'erreur serait de proposer, dès cette question, des objectifs et/ou des actions de soins infirmiers en réponse au diagnostic infirmier posé. Ils sont demandés à la question suivante.

QUESTION 15 – *Objectifs et actions de soins pour Mme X.*

« Perturbation situationnelle de l'estime de soi liée au décès du mari, au changement de domicile, se manifestant par un état dépressif »

Objectifs	Actions
Mme X. exprimera sa souffrance.	Créer un climat de confiance empathique. Utiliser des questions ouvertes pour amener Mme X. à verbaliser. Aborder avec elle les moments où elle se sent angoissé ; insister sur ces moments d'angoisse importante. Donner l'opportunité à la personne d'exprimer ses sentiments de perte et de deuil.
Mme X. prendra confiance en elle.	Évoquer les souvenirs de sa vie de couple ; les valoriser et lui dire qu'elle a sûrement été une bonne épouse. Inciter Mme X. à utiliser le « je » lorsqu'elle parle d'elle. Faire participer aux ateliers et à la vie du service pour permettre un rehaussement de l'estime de soi. Solliciter le soutien des proches pour supporter la personne.

Points clés

- Reprendre le diagnostic infirmier complet tel qu'il a été formulé à la question précédente.
- Les objectifs de soins liés à un diagnostic infirmier ciblent plus spécifiquement le maintien et/ou le développement et/ou la restauration des capacités du patient à maintenir ses besoins fondamentaux. Ils portent sur un sujet unique, ils sont exprimés avec un verbe clair et actif, fournissent un descriptif de l'action, un délai d'atteinte et un élément de mesure.
- Sélectionner les actions infirmières les plus pertinentes en fonction des objectifs posés.
- L'erreur serait d'énoncer les éléments d'évaluation des actions proposées, ce qui serait une perte de temps.
- Attention : les actions citées doivent être réalisables, donc réalistes.

QUESTION 16 – *Démarche éducative*

Objectif général : que la nièce aide sa tante à retrouver son autonomie face à la pathologie.

Savoir :
- information et démonstration à la nièce devant la tante ;
- bilan des connaissances sur l'insuline et sur l'alimentation du diabétique ;
- actions pédagogiques par rapport à ses manques ;
- évaluer par reformulation et questions ouvertes.

Savoir-faire :
- injection : manipulation, asepsie, site ;
- glycémie capillaire ;
- remplir le carnet de surveillance.

Savoir-être :
- la nièce fera faire et compensera si Mme X. ne peut pas faire ;
- la nièce devra détecter les signes d'hypo- et d'hyperglycémie.

Points clés

- Ici la réponse envisage les différentes composantes de la démarche éducative en ciblant les domaines du savoir, du savoir-faire et du savoir-être. Dans chaque composante, il faut créer un programme pédagogique adapté à Mme X. et à sa nièce.
- Pour chacune de ces composantes, déterminer le contenu des actions à mettre en place pour atteindre l'objectif posé.
- Il y a plusieurs façons de répondre à une question relative à l'élaboration d'un projet éducatif. Celle qui a été choisie ici (savoir, savoir-faire et savoir-être) est une des plus simples et qui fonctionne dans tous les cas. L'étudiant pouvait également, après l'élaboration d'un objectif général, établir des objectifs spécifiques opérationnels : « Mme X. et sa nièce connaîtront les bases de l'alimentation diabétique » (objectif relatif au savoir) ; « Mme X. et sa nièce sauront mettre en œuvre la surveillance sanguine de base d'un diabète » (objectif relatif au savoir-faire), etc.
- L'erreur serait de ne pas associer la nièce et la tante dans un même projet éducatif.
- L'étudiant ne doit pas se perdre dans un projet éducatif plus vaste que celui qui est demandé (par exemple en intégrant la dépression de la patiente). Ce projet doit rester cibler sur le diabète !

QUESTION 17 – *Douleurs thoraciques et anxiété : objectifs et actions infirmières*

Problèmes : signes + diabète font penser à un angor d'effort ou IDM.
Objectifs : savoir reconnaître le risque d'accident cardiaque chez une personne diabétique et dépressive ; mettre en œuvre les actions adaptées.
Actions : appeler le médecin, installer la malade en position demi-assise, test à la trinitrine, ECG, TA, pouls, rassurer la patiente, rester présent, noter les observations sur le dossier de soins, surveiller l'état dépressif.

Points clés

- Identifier le ou les problèmes possibles en fonction des signes observés.
- L'objectif doit concerner directement le problème identifié.
- Lister les actions infirmières face à cette situation. N'hésitez pas à noter « sur prescription médicale » à l'évocation du test à la trinitrine ou de tout autre acte prescrit par le médecin.
- L'erreur serait :
  – de ne pas prévenir le médecin ;
  – de minimiser les plaintes de la patiente compte tenu du diagnostic de dépression réactionnelle.

400450-(I)-(4,5)-OSB-100°-NOC

Photocomposition : Nord Compo
59650 Villeneuve d'Ascq

MASSON Éditeur
120, bd Saint-Germain
75280 Paris Cedex 6
Dépôt légal : 2001

Achevé d'imprimer sur les presses de la SNEL S.A.
rue Saint-Vincent 12 – B-4020 Liège
tél. 32(0)4 344 65 60 - fax 32(0)4 341 48 41
mai 2001 - 21244